차크라의 힘

CHAKRA MEDITATION:
Discover Energy, Creativity, Focus, Love, Communication, Wisdom, and Spirit
by Swami Saradananda

Copyright © Watkins Publishing Ltd 2008, 2011

Text Copyright © Swami Saradananda 2008, 2011

Photography Copyright © Watkins Publishing Ltd 2008, 2011

Illustration Copyright © Watkins Publishing Ltd 2008, 2011

All rights reserved.

Korean Translation Copyright © Minumin 2016

Korean translation edition is published by arrangement with Watkins Publishing Ltd through Imprima Korea Agency.

이 책의 한국어판 저작권은 임프리마 코리아 에이전시를 통해 Watkins Publishing Ltd와 독점 계약한 ㈜민음인에 있습니다.
저작권법에 의해 한국 내에서 보호를 받는 저작물이므로 무단 전재와 무단 복제를 금합니다.

차크라의 힘

스와미 사라다난다 | 김재민 옮김

SOMA CHAKRA

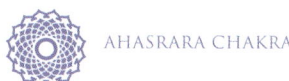

TORTOISE CHAKRA

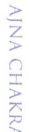

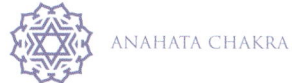

HAND CHAKRA

내 안에 잠든
근원적 에너지를
깨우는 명상법

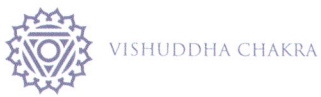

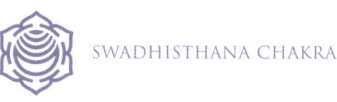

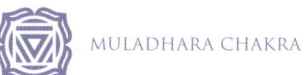

PLANTAR CHAKRA

MANIPURA CHAKRA

판미동

일러두기
이 책에 있는 정보는 전문적인 의학적 조언이나 치료를 대체할 의도로 제공된 것이 아닙니다. 임신 중이거나 어떤 질병 또는 건강 문제로 고통받고 있다면, 이 책에서 제안하는 조언이나 수행법을 따르기 이전에 전문 의료인과 상의하기를 권합니다. 출판사나 이 책의 출간에 참여한 다른 사람 모두는 이 책에 포함된 정보나 수행법 또는 치료 기법들을 따른 결과로 발생하는 그 어떠한 상해나 손상에 대한 책임도 지지 않습니다.

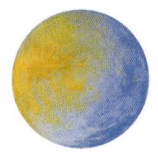

친절과 격려에 감사드리며
나의 소중한 친구 가네샤(Ganesha)에게
이 책을 바칩니다.

―――――――――――

"이 신체 안에 메루 산이 있고,
그것은 일곱 개의 섬에 둘러싸여 있다.
더불어 호수, 바다, 언덕, 평원들이 있고,
그 평원들에 거주하는 신들이 있다."

『쉬바 상히타Siva Samhita』, 2. 1

차 례

역자 서문   10

CHAPTER 0
머리말   16

차크라 이론 이해하기   19
차크라란 무엇인가?   20
차크라들은 어떻게 작용하는가?   22
차크라 경험하기   24
고대의 기원, 현대의 기법   27
세 종류의 신체   28
프라나와 나디   34
준비 단계의 호흡   38
쿤달리니 에너지 깨우기   40

CHAPTER 1
물라다라(뿌리) 차크라   43

물라다라 차크라 이해하기   44
뿌리 차크라 자각하여 끼우기   48
지(地) 요소 : 흙   50
두려움 극복하기   52
나디 정화하기   54
물라다라 에너지와 함께하기   56

| 물라다라 에너지를 위한 요가 아사나 | 58 |
| 발바닥 차크라 | 60 |

CHAPTER 2
스와디스타나(천골) 차크라   63

스와디스타나 차크라 이해하기	64
천골 차크라 자각하여 깨우기	68
수(水) 요소 : 물	70
죄책감 넘어서기	72
흐름을 따라서 가는 법	74
스와디스타나 에너지와 함께하기	76
스와디스타나 에너지를 위한 요가 아사나	78

CHAPTER 3
마니푸라(태양신경총) 차크라   81

마니푸라 차크라 이해하기	82
태양신경총 차크라 자각하여 깨우기	86
화(火) 요소 : 불	88
분노 가라앉히기	90
변화의 힘이 있는 먹기	92
회전하여 고요해지기	94
마니푸라 에너지와 함께하기	96
마니푸라 에너지를 위한 요가 아사나	98

CHAPTER 4
아나하타(심장) 차크라 　　　　　　　101

아나하타 차크라 이해하기 　　　　　　　102

심장 차크라 자각하여 깨우기 　　　　　　106

풍(風) 요소 : 바람 　　　　　　　　　　108

깊은 슬픔 해결하기 　　　　　　　　　　110

마음 열기 　　　　　　　　　　　　　　112

아나하타 에너지와 함께하기 　　　　　　114

아나하타 에너지를 위한 요가 아사나 　　116

손바닥 차크라 　　　　　　　　　　　　118

CHAPTER 5
비슛다(인후) 차크라 　　　　　　　　121

비슛다 차크라 이해하기 　　　　　　　　122

인후 차크라 자각하여 깨우기 　　　　　　126

공(空) 요소 : 공간 　　　　　　　　　　128

침묵 관찰하기 　　　　　　　　　　　　130

호박벌 호흡하기 　　　　　　　　　　　132

옴 명상 　　　　　　　　　　　　　　　134

비슛다 에너지와 함께하기 　　　　　　　136

비슛다 에너지를 위한 요가 아사나 　　　138

거북 차크라 　　　　　　　　　　　　　140

CHAPTER 6

아즈나(미간) 차크라   143

아즈나 차크라 이해하기   144

미간 차크라 자각하여 깨우기   148

마음 가라앉히기   150

촛불 응시하기   152

아즈나 에너지와 함께하기   154

아즈나 에너지를 위한 요가 아사나   156

소마 차크라   158

CHAPTER 7

사하스라라(정수리) 차크라   161

사하스라라 차크라 이해하기   162

요소들 용해하기   166

연꽃 속의 보석   168

우주적인 잠   170

빛 자각하기   172

사하스라라 에너지와 함께하기   174

사하스라라 에너지를 위한 요가 아사나   176

용어 풀이   180

역자 서문

삶의 흐름에 따라 그저 흘러가며 '인생 뭐 별 거 있어?'라고 하면서도 문득 또는 지속적으로 다음과 같은 느낌을 가질 때가 있진 않나요? 직장이나 동호회에서 소속감을 느끼지 못해 떠돈다는 기분이 들고, 심지어 가정에서도 그렇게 느껴질 때. 과거에 받은 마음의 상처가 아직도 아파서 괴롭고 화가 나고, 앞으로도 계속 그럴 것 같은 고통스러운 느낌이 들 때. 백일몽을 꾼다거나 감각적인 기호를 만족시키는 데 너무 많은 시간을 허비하고 있다는 자책감에 사로잡힐 때. 세상 모든 일이 심드렁해 보일 때. 항상 관심 받고 싶은 욕구로 가득 차 있거나 누군가 나를 좀 통제해 줬으면 하는, 아니면 누군가를 통제하고 싶은 충동이 강하게 일어날 때. 이럴 때 당신은 무엇을 혹은 어떻게 하나요?

웰빙에 이어 우리 사회에 강하게 불고 있는 힐링 열풍은 '명상'을 통해 불안한 마음을 차분하고 고요하게 만들라고 권합니다. 전통적으로 명상은 해탈을 추구하는 수행자들을 위한 것으로 여겨져 왔습니다. 그러나 현대에 와서는 굳이 해탈까지는 아니어도 평범하게 하루하루를 살아가는 사람들이 일상에서 마음의 불균형, 부조화, 동요 상태를 조절·통제하여 좀 더 편안하고 고통스럽지 않게 살아가도록 돕는 다양한 명상법들이 있습니다. 요즘 널리 알려져 있는 힐링 명상의 대부분은 이와 궤를 같이한다고 볼 수 있습니다.

이것들을 크게 분류해 보면 마음으로 마음을 다스리려는 접근법이 있고, 에너지의 조율을 통해 마음을 조화로운 상태로 만들려는 접근법이 있다고 할 수 있습니다. 후자의 접근법, 다시 말해서 에너지 중심의 명상법들 중에서 가장 널리 알려져 있으면서도 가장 핵심적인 기법이 바로 이 책에서 다루고 있는 차크라 명상법입니다.

차크라(Cakra, 영어로 Chakra)는 고대 인도어인 산스크리트로 '움직이다'라는 뜻을 가진 동사의 어근인 '차르(car)'에서 파생된 말인데, 흔히 '바퀴'라고 번역됩니다. 이 단어는 여러 가지 의미를 가지고 있습니다. 명상과 관련하여 차크라는 에너지적 신체인 미세 신체 내에 에너지 통로(나디)들이 교차하는 곳에 존재하는, 생기 에너지(프라나)로 이뤄진 강력한 소용돌이를 의미합니다. 이러한 차크라는 연꽃으로 언급되기도 하고 도상으로 표현되기도 합니다. 또한 차크라는 물질적 육체와 마음으로 된 신체 양자 모두에 강력한 영향을 미치는데, 그중 후자에 더 영향을 준다고 할 수 있습니다.

차크라에 관심이 있는 사람들도 대부분 이를 에너지체로만 이해하여서, 정화하고 균형 잡고 각성시켜야 할 대상으로 여기는 경향이 있습니다. 그래서 중요하다고 알려진 일곱 가지 차크라의 기본적인 속성들, 다시 말해서 '이것이 어디에 있고 무슨 색이고 꽃잎은 몇 개인가?' 등의 내용만 알아도 된다고 생각합니다. 머릿속에서 개념으로만 존재할 뿐, 몸과 마음으로는 내려오지 못하는 지식이 되고 말았습니다. 그 결과 안타깝게도 이것들이 갖는 수행적·실용적 유용성이 대폭 축소되어 버렸습니다.

명상이란 기본적으로 마음을 다루는 것, 즉 마음에 대한 탐구이자 마음의 작용을 조절·통제하는 것입니다. 마음과 차크라의 연관성에 대한 올바른 이해가 전제되지 않는 한 차크라 명상의 본질에 다가갈 수 없을 뿐만 아니라, 구체적인 일상에서 동요하는 마음을 가라앉히는 데도 별다른 쓸모가 없습니다. 각 차크라가 균형 잡혀 건강한 상태로 있을 때 나타나는 마음과, 균형이 깨져서 에너지의 흐름이 막혀 있거나 과다할 때 나타나는 마음의 구체적인 양태들을 알지 못하면 현재 어느 차크라에 문제가 있는지 진단할 수 없고, 따라서 적절한 해법도 찾을 수 없기 때문입니다.

예를 들자면, 서두에서 말씀드렸던 상태 중 소속감을 느끼지 못하는 것은 첫째 차크라인 물라다라 차크라에서 에너지의 흐름이 막힌 경우에 해당하며, 백일몽을 꾸거나 감각적 충족에만 집착하는 경우는 둘째 차크라인 스와디스타나 차크라의 에너지가 불균형한 경우에 발생하는 마음 상태입니다. 이를 개선하기 위해서는 각 차크라에 관한 깊은 이해를 바탕으로 적절한 방법들을 사용해야 합니다. 이 책에는 그 방법들과 함께 차크라와 마음의 연관성에 대한 자세한 설명이 담겨 있습니다. 내용면에서 이 책이 갖는 가장 큰 장점입니다.

이 책을 한 문장으로 요약하면, 차크라 명상을 통한 '힘, 창조성, 집중, 사랑, 소통, 지혜, 참자아 발견하기'라고 할 수 있습니다. 이는 원서의 부제이기도 한데, 각 차크라가 균형 잡혀서 깨어나면 발현되는 각 차크라의 핵심 덕목들입니다.

전체 내용을 좀 더 구체적으로 살펴보면, 우선 머리말에서는 차크라에 대한 일반적인 설명들과 초보자를 위한 차크라 명상법, 기초 호흡법 그리고 차크라에 대한 총체적 이해의 기초가 되는 세 종류의 신체(샤리라)와 다섯 겹(코샤), 생기 에너지(프라나)와 이것의 통로(나디)에 대해 간략하면서도 핵심을 놓치지 않고 잘 정리해 놓았습니다.

제1장~제7장에서는 일곱 개의 차크라가 정화되고 균형 잡혀 있을 때 나타나는 우리의 몸과 마음, 특히 감정적·심리적 상태를 설명한 다음, 에너지의 흐름이 막히거나 과도하게 되면 일어나는 마음의 부정적인 양상들과 물질적 신체에서 발생할 수 있는 병증들에 대해 가르쳐 줍니다. 특히 각 차크라와 연관된 핵심적인 부정적 감정, 즉 두려움, 죄책감, 화, 깊은 슬픔에 대한 설명은 주목해 볼 만합니다. 이러한 부정성들을 극복하기 위한 명상법들(얀트라 명상, 요소 명상, 심상화 명상 등)을 소개합니다. 이와 더불어 보조적인 방법들, 즉 명상을 도와주는 플라워 에센스와 에센셜 오일, 보석류, 향, 음식 등을 비롯하여 부차적인 차크라 활용법 및 요가 동작(아사나)들도 제공하고 있습니다.

에너지를 조절하고 통제할 수 있는 여러 가지 기법들을 다면적이고 통합적으로 제시하고 있기에 우리는 이러한 기법들을 보다 입체적으로 일상에서 적용하고 사

역자 서문

용할 수 있습니다. 이를 통해서 보다 마음 편하게, 활기찬 일상을 살아 나갈 수 있게 될 것입니다.

이상의 내용 중 각 차크라에 대한 명상법을 이해하는 데 중요한 역할을 하는 다섯 가지 요소, 즉 지(地, 흙/땅), 수(水, 물), 화(火, 불), 풍(風, 바람/공기), 공(空, 에테르/공간)이 갖는 본원적 의미에 대해 좀 더 구체적으로 알아 둘 필요가 있습니다. 왜냐하면 흔히 '지 요소'라고 하면 땅이나 흙 또는 딱딱한 물건과 같이 물질적인 것만을 떠올리는 경향이 있기 때문입니다. 하지만 요가철학에서는 지·수·화·풍·공을 다섯 가지 조대(祖大)한 요소라고 부르고, 이것들로부터 물질계가 창조되었다고 여깁니다. 나머지 요소들도 마찬가지입니다. 따라서 이와 같은 요소들은 실체화된 물질을 지칭하는 개념이 아닙니다.

현대의 아유르베다 학자인 코타리(Kothari)의 설명은 이 지점을 이해하는 데 많은 도움을 줍니다. 그는 '수 요소'가 일반적인 물이 아니라 나머지 네 조대 요소를 포함하고 있으며, 사실상 '응집력(凝集力)'이라고 봅니다. 이와 유사하게 공기도 '풍 요소'만을 의미하는 것이 아니라 나머지 네 조대 요소를 포함하고 있다고 말합니다. 오히려 산소는 '풍 요소'라기보다는 '화 요소'에 가깝다고 보았습니다. 이어서 그는 현대 화학이 우주를 103가지 원소로 나누는데, 이것들은 서로 다르지만 다시 다섯 가지 조대 요소라는 범주로 분류할 수 있다고 하며 다음과 같이 서술합니다.

"각 원자는 그 속에 다섯 조대 요소 모두를 가지고 있다. 전자, 양자, 그리고 중성자는 '지 요소'로 변환할 수 있고, 원자를 결합하여 유지하는 응집력은 '수 요소'로, 원자 속에 남아서 유지되는 에너지는 '화 요소'로 바꿀 수 있으며, 전자들의 운동력은 '풍 요소'를 나타내는 것으로 볼 수 있고, 원자 내의 공간은 '공 요소'에 귀속시킬 수 있다."*

---

* Y. K. Kothari & K. P. Vyas, An Introduction to Āyurveda, 1st ed. Delhi : Chaukhamba Sanskrit Pratishthan, 1988. pp. 22-23 참조 및 인용.

다시 말해서 각 요소들은 흙, 물, 불, 바람, 공간(에테르)으로 상징화되어 심상화하기에 용이하도록 표현되어 있으나, 본질적으로는 물질계 전체를 구성하는 기초가 되는 다섯 가지의 기체(基體) 또는 매트릭스(Matrix)라고 이해할 수 있겠습니다.

이 책의 저자인 스와미 사라다난드는 앞서 출간된 『호흡의 힘 The Power of Breath』(판미동, 2010)의 저자이기도 합니다. 두 책은 형식이나 구성면에서 볼 때 매우 닮아 있습니다. 그렇기에 이 책은 앞서의 책이 가졌던 형식적·구성적 장점을 온전히 가지고 있습니다. 예컨대 마음 편히 책의 내용에 접근할 수 있게 해 주는 아름답고 명상적인 그림이 곳곳에 배치되어 있으며, 명상 기법들을 좀 더 이해하기 쉽도록 충분한 분량의 사진과 설명이 더해져 있습니다.

더불어 수행이라는 실천적인 면에서도 두 책은 연속성이 있습니다. 왜냐하면 에너지 중심의 수행 체계인 하타 요가의 수행 단계를 보면, 수행의 토대라 할 수 있는 금지하는 계율과 권장하는 계율에서 출발하여 아사나를 충실히 단련하고, 그런 다음 여섯 가지 정화법과 호흡법(프라나야마)을 규율에 맞게 지속적이고 긴 시간 동안 수행한 후에, 무드라와 명상을 하기 때문입니다. 따라서 비록 영문 원서는 이 책이 『호흡의 힘』보다 먼저 출간되었지만, 수행의 순서라는 면을 고려해 보면 우리나라에서 이 책이 『호흡의 힘』 다음에 출간된 것이 오히려 적절하다고 볼 수 있습니다.

한 전통에서 오랜 기간 이론과 수행을 학습·실천하고 수많은 제자들을 가르쳐 온 저자가 일관성 있게 호흡과 명상 수행을 서술하고 있어서 내용면에서도 두 책은 자연스럽게 연결되고, 상호보완적입니다. 두 권이 한 세트를 이루기에, 이 두 권을 함께 학습하고 실천한다면 틀림없이 시너지 효과를 거둘 것입니다.

이런 분야에 대한 지식이나 실천이 없는 사람이라도 충분히 차크라 명상의 전체 체계를 쉽게 이해하고 실천적으로 수행할 수 있도록 잘 배려하고 있는 책입니다. 그래서 용어가 낯설다고, 이런 수행은 해 보지 않았다고 주저하지 않아도 됩니다. 물론 꾸준히 수행을 해 오던 분들에게도 이 책은 도움이 될 것입니다. 자신이 어느 정도 수행이 되었는지를 가늠해 볼 수 있는 구체적인 척도로 활용할 수 있습니다. 스스로 '나는 어느 차크라까지는 각성된 것 같다.'고 느낄 때 내 마음이, 내 행동이 과연 그 차크라까지 각성된 상태인지를 객관적으로 점검해 볼 수 있기 때문입니다. 더불어 전문적으로 에너지 힐링을 하고 있는 분들에게도 권합니다. 환자의 에너지 밸런스가 깨진 곳이 어디인지를 파악하고 적절한 치유법을 찾아서 제공하는 데도 유용하기 때문입니다.

  옮긴이가 간략한 설명을 덧붙인 경우는 따로 역주로 표기하지 않았습니다. 끝으로 원고 교정에 도움을 준 마우나 요가 연구소의 수연 선생에게 감사드립니다.

덕제산방德濟山房에서 김재민 합장

머리말

차크라들은 에너지적 신체에서 필수적인 부분이다. 차크라들이 원활하게 기능하는 정도에 따라 당신이 얼마나 편안함을 느낄지, 얼마나 성공적인 관계를 맺을지, 얼마나 내면의 평화를 느낄지가 달라진다. 규칙적인 차크라 명상은 이 차크라들을 가능한 한 깨끗하게 열려 있도록 만들고 제대로 기능할 수 있도록 유지하는 데 도움을 준다. 이는 정신적·감정적 행복뿐만 아니라 육체의 건강도 보장한다. 차크라 명상은 내면의 안정감을 높이고 삶의 균형을 잡아 주는 단순하지만 강력한 방법이다. 매일 규칙적으로 수행하면 현재 당신 속에 깊이 감춰져 있는 비축된 에너지를 드러내는 데 도움을 줄 것이다.

나는 정기적으로 명상 수업을 진행하는 세계적으로 널리 알려진 요가 조직에서 선생이자 영적 조언자로서 오랫동안 일했다. 그 수업에서는 학생들에게 명상을 위한 집중점으로 하나의 차크라를 선택할 것을 제안했다. 어떤 학생이 자신을 천성적으로 지성적인 사람이라고 여긴다면 선생은 아즈나 차크라를 선택하라고 권했다. 흔히 '제3의 눈'으로 불리는 그 차크라는 미간에 있는 에너지 센터다. 자신이 천성적으로 더 감정적이라고 느끼는 학생에게는 아나하타, 즉 심장 차크라에 대해 명상할 것을 장려하였다. 하위의 차크라들이 때때로 언급되었지만, 명상의 집중점을 알려 주려는 목적으로는 그것들을 좀처럼 권하지 않았다. 얼마 후에 나는, 오직 상위 차크라들만을 사용하여 명상을 수행하다 보면 수업의 마지막에 학생들이 얼마나 지나치게 '비현실적인' 감정 상태에, 그리고 '머릿속에' 있게 되기 쉬운지를

> "스와미 사라다난다는 파란만장한 인생 전반을 통해 영적 실체들에 대한 자각을 유지하려고 분투하면서, 현대의 힌두교 승려(Sannyasi)로서 세계를 여행해 왔다. 그리하여 그녀는 우리에게 차크라 명상이라는 고대의 기법들을 사용하여 우리 자신의 내면세계에 초점을 유지하는 법을 알려 준다."
> 로버트 모제스(Robert Moses), 《나마루파 NAMARUPA》 매거진 편집자

알아차리기 시작했다.

그 이후로 나는 몇몇 부차적인 차크라뿐만 아니라 일곱 개의 주요한 차크라 각각에 대해서도 깊이 있게 명상하고 연구하도록 이끌렸다. 고맙게도, 현실에 기반을 두도록 돕는 하위 차크라들 덕분에, 나는 차크라 명상에 보다 더 집중할 수 있었다. 그 결과, 훨씬 더 균형 잡힌 명상 수행을 할 수 있었다. 당신은 이 책에서 내가 주요 차크라에 대해 명상하면서 보낸 수많은 세월의 모든 결과물들을 발견하게 될 것이다.

이 책은 각 장마다 일곱 개의 주요 차크라 중 하나에 초점을 맞추고 있다. 해당 차크라의 정의와 특징을 설명하고, 양식화된 도형을 통한 얀트라(Yantra) 명상이 뒤따른다. 이때 각 차크라의 이미지, 즉 얀트라의 우화적이면서 정교한 이미지, 연꽃의 상징적 표현, 컬러풀한 산스크리트 만트라에 대해 명상함으로써, 차크라 에너지가 움직이는 방식을 알아차리고, 신체 내에 있는 그것을 느낄 수 있게 될 것이다. 뒤이어서 지(地)에서 공(空)에 이르는 해당 차크라와 연관된 요소, 즉 속성에 전념하는 명상법도 제공된다. 또한 차크라의 불균형과 연관된 부정적인 감정(두려움, 분노, 죄책감 등)을 제거하는 명상 기법들을 발견할 수 있을 것이다. 각 차크라 에너지는 일상에서 쉽게 할 수 있는 한두 가지 다른 기법들, 예를 들면 걷기 명상과 먹기 명상 또는 심상화 명상과 찬팅 명상 등으로도 강화된다.

각 장에서 당신은 명상의 효과를 향상시키는 데 도움이 되는 도구들도 발견할 수 있을 것이다. 거기에는 에너지 통로들을 청소해 주는 꽃과 크리스털, 명상 전 정화 목욕에서 사용하는 에센셜 오일, 명상할 때 피우는 향 등이 포함되어 있다. 음식과 허브 차에서부터 단식에 이르기까지 각 장에 실린 식습관 관련 권장 사항들은 명상의 유익함을 하루 종일 유지하는 법을 알려 준다. 또한 요가 자세는 모든 차크라 명상의 기초를 다지는 각별히 강력한 방법이다. 그러므로 당신이 지도자라면, 학생들이 규칙적인 요가 수행을 할 수 있도록 각 차크라와 연관된 핵심 자세들을 차근차근 가르쳐야 한다.

　마지막으로, 장의 끝에는 해당 차크라에 연관된 부차적인 차크라 중 하나에 대한 명상이 있다. 예를 들자면 발에 있는 부차적인 차크라는 뿌리 차크라와 연관되어 있으므로 물라다라 차크라를 다루는 제1장에서 살펴본다. 손바닥에 있는 부차적인 차크라는 심장 차크라와 연관되어 있으므로 이를 다루는 제4장에서 자세히 보게 될 것이다.

　원하는 것에 따라 찾아가며 이 책을 볼 때, 한 장씩 학습하면서 각 명상법을 차례로 해 볼 수 있다. 다만 앉아서 한 번에 한 가지 수행법 이상 하는 것을 권하지는 않는다. 또한 원한다면 책 전체를 학습하면서 매일 연속해서 특정한 테마를 살린 (요소 명상과 같은) 명상들을 수행할 수 있다. 가장 단단한 요소(제1장의 '지 요소')에서 시작하여 더 미세한 것(제6장과 제7장의 순수한 의식까지 올라가는 제5장의 '공 요소')으로 옮겨 가거나, 또는 거꾸로 제7장에서 제1장까지 학습하면서 정수리 차크라로부터 아래로 내려오는 순서로 명상을 따라 할 수 있다.

　자신의 성격이나 기분에 적합하거나 특정한 상황이나 어려운 시기를 극복할 수 있게 도와주는 명상법들을 찾기 위해서, 이 책을 단편적으로 훑어보는 것을 선호할 수도 있다. 예를 들어, 긴 시간의 비행을 마쳤다면 뿌리 차크라 명상(52~53쪽 참조)으로 자신을 땅 위에 내려놓는 데에 집중하는 것이 좋을 것이다. 가르치거나 노래하거나 연설을 할 예정이라면 '브라마리'라고 하는 인후 차크라 명상(132~133쪽 참조)이 도움이 된다는 것을 발견할 수 있을 것이다. 또는 분노나 좌절을 다루기 위한 효과적인 방법을 찾고 있다면 마니푸라 차크라에 관한 명상(90~91쪽 참조)이 특히 유용하다는 것을 알 수 있을 것이다.

　차크라 명상은 단순하고 긍정적이며 일상생활에서 쉽게 실천할 수 있다는 장점이 있다. 당신이 명상 초보자거나 아니면 이미 확립된 영적인 길 위에 있는 사람이라도, 이 명상은 내면의 평화를 발견하려는 모두에게 실제적인 방법을 제공한다.

머리말

차크라 이론 이해하기

모든 차크라는 인간의 의식이라는 퍼즐의 귀중한 조각들이다. 이 장에서는 쉽게 이해할 수 있는 용어들로 차크라에 대한 근거와 양상을 설명할 것이다. 중요한 영적 문헌들을 통해 고대 인도로부터 내려오는 차크라의 기원과, 요가철학과 차크라의 연관성을 이해할 수 있을 것이다. 또한 신체에서 차크라들이 작용하는 방식을 이해하기 위해서 에너지적 신체의 원리와 신체 시스템 전반에 걸쳐 프라나(Prana), 즉 미세 에너지를 배분하는 통로들의 관계망에 대해 배울 것이다. 그리하여 각 차크라가 물질과 의식 사이의 에너지 교차점을 형성하는 방식을 이해하게 될 것이다.

생기 에너지로 이루어진 차크라들이 어떻게 소용돌이 치며 다양한 형태의 생명 유지 에너지를 받아들이고 동화되거나 표현하는지 심상화할 수 있다면, 몸과 마음을 보다 잘 다스릴 수 있을 것이다. 그러면 지성이나 감정뿐 아니라 영적인 삶과 주위 세계와의 상호작용까지 발달시키는 심령적 명령·조절 센터인 차크라 시스템을 더욱 신뢰할 수 있다고 느낄 것이다. 이는 모든 측면에서 삶의 균형을 더 잘 잡을 수 있게 해 준다.

"무한한 물속에 누워 있는 지고의 참의식의 배꼽에서
무한한 수의 꽃잎을 가진, 천만 개의 태양처럼 빛나는 연꽃이 피어난다."
『쉬바 푸라나 Shiva Purana』, 1. 2. 34~36

차크라란 무엇인가?

산스크리트로 차크라는 바퀴라는 뜻이다. 차크라는 미세 신체 내에 있는 찬란히 빛나는 힘, 즉 생명 유지 에너지로 된 일곱 개의 중심과 관련된다. 주요 차크라들은 아래 그림에서 볼 수 있듯이 척주의 기저, 하복부, 태양신경총, 심장, 인후, 이마, 정수리 중앙에 위치해 있다.

의학적인 지식이 있는 사람은 차크라를 신경총으로 추정되는 물질적 신체의 에너지 센터로 이해할 것이다. 통찰력이 있는 사람은 차크라를 우리 몸의 에너지 소용돌이로 여길 것이다. 요가 수행자는 차크라를 영적 의식의 중심으로 정의할 것이다. 심리학자는 차크라 시스템을 인성 발달 지도를 만드는 데 이용할 수도 있다.

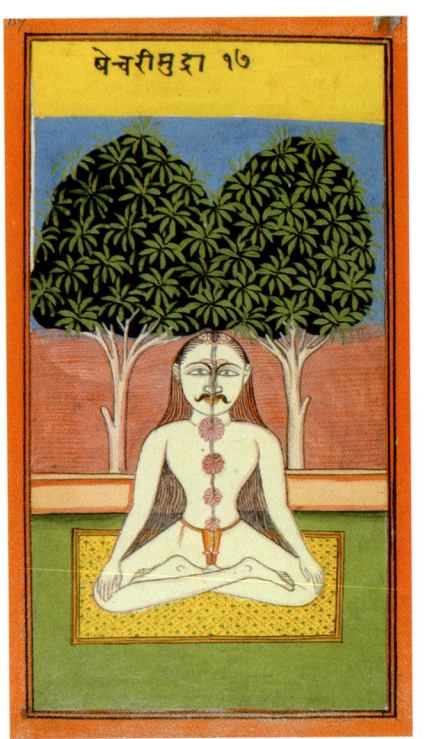

차크라를 에너지가 상승하거나 하강하도록 바꾸는 기어에 빗대어 묘사하는 것은 그 흐름을 이해하는 데 유용하다. 우선 에너지가 정수리부터 척주 기저까지 차크라를 통해 어떻게 아래로 내려가는지 살펴보자.

영감이 느껴질 때를 생각해 보라. 아이디어가 머릿속에 떠오르면, 이것이 가장 위에 있는 정수리 차크라 에너지다. 마음속에서 이 아이디어를 숙고할 때 미간 차크라가 그것을 변화시키기 시작한다. 아이디어의 실행가능성을 확신하면, 인후 차크라 에너지를 사용하여 친구나 동료들과 이것에 대해 논의할 것이다. 그런 다음, 심장 차크라 에너지를 사용하여 이것을 심장으로 데려간다. 아이디어를 물질적 실체를 가진 것으로 변화시키는 데 태양신경

20

총 차크라 에너지를 투입한다. 마지막으로 가장 아래에 있는 뿌리 차크라 에너지의 단단한 형태를 취할 때까지, 천골 차크라 에너지를 사용해 꿈에 '물을 공급한다.' 아이디어가 실현될 때까지 그것에 대해 생각하고 이야기하고 계획하고 체계화할수록 각 에너지 센터를 통한 아래로의 움직임과 함께 이 아이디어의 밀도는 더 높아진다. 건축물, 옷, 음식 등은 모두 어떤 아이디어로부터 시작되었고 각기 자신들을 세상에 나타내기 위해서 앞서와 동일하게 아래로 향하는 에너지의 움직임을 따랐다. 차크라 명상으로 에너지의 흐름을 원활하게 만들 때, 이 아이디어를 실현하는 과정에는 별다른 노력이 필요하지 않게 된다.

그러나 우리에게는 영적인 깨달음으로의 여행을 위한 위로 흐르는 에너지도 필요하다. 차크라들은 에너지를 위쪽 방향으로 이동시켜 에너지의 밀도를 낮아지게 하기도 한다. 에너지가 ('지 요소'의 견고한 고정성과 연관되어 있는) 가장 하위 차크라에 있는 자신의 토대로부터 위로 올라갈 때 그 에너지는 각 단계마다 더 가볍고 자유롭게 되고, '지, 수, 화, 풍, 공 요소'를 초월하여 마침내 그것은 의식을 일깨워 해탈시키는 자신의 임무를 완수하게 된다. 이 책의 수행법들은 각 차크라가 더 효과적으로 작동하게 도와서 당신이 명상의 궁극적 목적, 즉 자유와 깨달음에 더 가까이 다가갈 수 있게 해 준다.

연꽃의 상징성

차크라들은 연꽃으로 묘사된다. 각 차크라의 연꽃은 각기 꽃잎의 수가 다르다. 인도 전통에서 연꽃은 강력한 상징이다. 연꽃은 진흙과 늪에 뿌리를 내린다. 이 진흙과 늪은 물라다라, 즉 뿌리 차크라와 연관된 '지(地) 요소'에 비유될 수 있다. 마치 에너지가 차크라들을 따라 상승하는 것처럼, 그 꽃은 스와디스타나, 즉 천골 차크라와 관계된 요소인 물로 자라난다. 그 꽃의 유일한 열망은 에너지적 신체에서 정수리 차크라로 표현되는 태양을 향해 가는 것이다. 정수리 차크라는 위로 향해 올라가는 에너지의 마지막 종착지다. 무한한 수의 꽃잎을 가진 연꽃으로 그려지는 이 차크라에 생기 에너지가 도달할 때 깨달음이 뒤따라온다.

차크라들은 어떻게 작용하는가?

차크라들은 전화 교환국처럼 기능한다. 수많은 전화선과 같은 에너지 통로들(프라나와 나디, 34~37쪽 참조)은 주요 차크라들에 들어가고, 각각의 전화선은 방대한 양의 정보를 활발히 운반한다. 보다 적은 전화선들이 부차적인 차크라들로 들어간다. 각 차크라는 몸과 정신에서 에너지를 받아들여 처리한 다음, 그 차크라가 영향을 미치는 범위까지 에너지를 되돌려 나누어 준다. 곧, 차크라들은 감정과 생각이 물질적 신체에 영향을 주고, 반대로 물질적 신체도 감정과 생각에 영향을 주는 메커니즘이다. 차크라들은 인식 기관 및 행위 기관들과도 동일한 방식으로 정보를 주고받는데, 인도에서는 행위 기관에 손, 발, 성대, 생식기, 항문이 포함되는 것으로 여긴다. 이는 차크라들로부터 에너지 장애물을 제거하면, 감각이 고양되고 육체적·감정적인 건강과 행복까지도 북돋아진다는 것을 의미한다.

하위 차크라들

맨 아래에서 시작하는 세 개의 주요 차크라는 외부 현실을 다룬다. 다시 말해서, 삶을 어떻게 안전하고 안정되게 할 것인지, 공동체에 맞게 어떻게 변화할 것인지, 개성을 어떻게 표현할 것인지를 다룬다.

1. 물라다라, 즉 뿌리 차크라는 현실감과 안전감을 가져다준다.
2. 스와디스타나, 즉 천골 차크라는 흐름을 따라 살면서 삶의 모든 것을 음미할 수 있게 한다.
3. 마니푸라, 즉 태양신경총 차크라는 필요한 에너지를 가지고 자신과 주변 상황을 효과적으로 변화시킬 수 있게 한다.

중위 차크라들

넷째에서 여섯째 차크라들은 내적 현실을 다룬다. 자아를 어떻게 인식하고, 자신

머 리 말

을 어떻게 표현할지, 다른 사람들과 어떻게 관계 맺을 것인지를 결정한다.

4. 아나하타, 즉 심장 차크라는 사랑과 연민의 에너지를 관장하여, 사랑을 표현하거나 그것을 막도록 해 준다.

5. 비슛다, 즉 인후 차크라는 소통을 다룬다. 정보를 받아들이고 자신을 표현할 수 있게 한다.

6. 아즈나, 즉 미간 차크라는 지혜의 자리다. 마음의 눈은 꿈을 보게 하고, 이를 향하게 한다.

최상위 차크라

7. 사하스라라, 즉 정수리 차크라는 궁극적 실재와 무한한 잠재력을 다룬다.

부차적 차크라들

- 양 발바닥에 있는 발바닥 차크라는 땅에 닿는 주요한 지점으로서, 당신의 에너지 시스템과 땅의 에너지 시스템이 만나는 접점이다.
- 손바닥 차크라는 세계가 당신에게 '닿을' 수 있게 하고, 당신이 세계와 지속적으로 접촉할 수 있게 하는 없어서는 안 될 안테나다.
- 거북 차크라는 가슴 위쪽에 있다. 감각으로부터 정신적 에너지를 거두어들여서 내면에 집중할 수 있게 한다.
- 소마, 즉 달 차크라는 구개 위쪽에 있다. 삶의 달콤함을 무한히 맛볼 수 있게 한다.

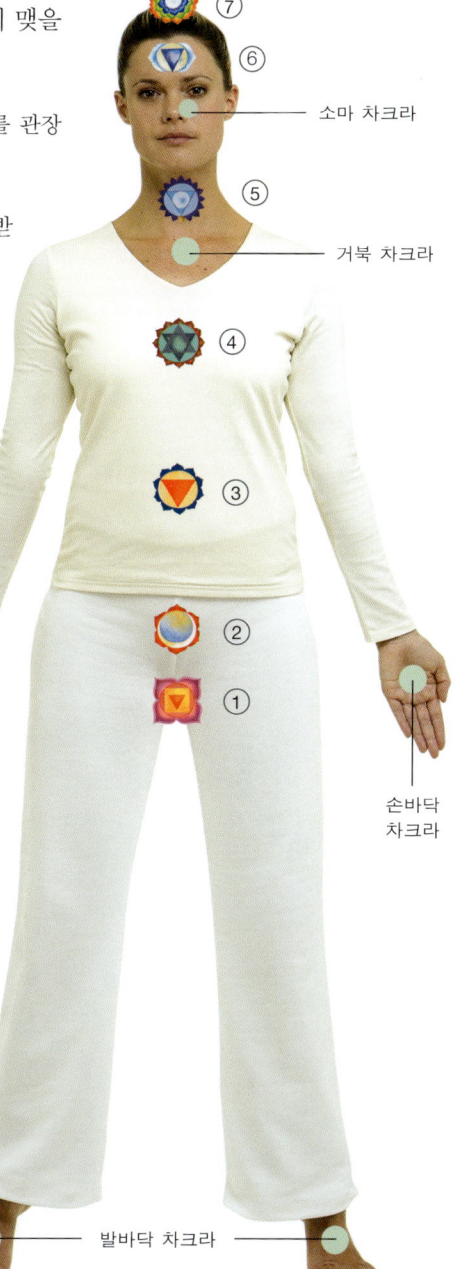

23

차크라 경험하기

차크라 명상을 시작하기에 앞서, 이러한 에너지 센터들을 관념적인 것으로만 생각하지 말고 스스로 직접 느껴 보는 것이 중요하다. 그러면 당신의 에너지가 약해지거나 막힌 곳이 어디인지, 차크라 명상으로 무슨 문제를 해결할 수 있는지 이해하게 될 것이다.

다음의 입문자를 위한 명상을 하면서 각 에너지 센터에 차례로 주의를 집중하여, 이것들 각각을 한 송이 꽃으로 심상화한다. 인도 전통에서 각 차크라는 특정한 개수의 꽃잎을 가진 하나의 연꽃으로 그려진다. 아래의 앉기 자세로부터 시작하라. 이 자세는 이 책에 나오는 많은 명상에서 사용된다.

명상 자세로 앉기

1. 환기가 잘되고 따뜻함을 충분히 느낄 수 있으며 정신을 산란하게 만드는 것들이 없는 방을 고른다. 헐렁한 옷을 입는데, 가급적이면 면이나 천연 소재로 된 것이 좋다. 신발을 벗어서 방 바깥에 두라. 바닥에는 요가 매트나 두꺼운 깔개를 깔아 둔다.

2. 매트 위에 다리를 포개고 앉는다. 벽에 기대어 앉거나 눕고 싶은 유혹을 뿌리쳐라. 등을 곧게 펴고 똑바르게 앉는다. 이렇게 앉는 것이 어렵다면 요가 블록이나 쿠션을 엉덩이 아래에 놓거나, 바닥에 발을 편평하게 놓고 등을 곧게 펼 수 있는 등받이 의자에 앉아서 시작하라. 쌀쌀하게 느껴지면 숄을 몸에 두른다.

입문자를 위한 차크라 명상

1. 등을 곧게 펴고 명상 자세로 편안하게 앉는다.(24쪽 참조) 8~10차례 깊게 호흡하라. 그런 다음, 자연스러운 호흡 리듬으로 돌아가게 한다. 호흡을 통제할 필요는 없다.
2. 물라다라, 즉 뿌리 차크라가 있는 부위인 척주의 맨 아래로 주의를 가져오라. 그것을 네 개의 꽃잎을 가진 연꽃으로 심상화한다.
3. 주의를 하복부까지 끌어올려 스와디스타나, 즉 천골 차크라까지 올린다. 신장과 생식기 부위 근처에 위치하고 있는 이 차크라를 여섯 개의 꽃잎을 가진 연꽃으로 심상화하라.
4. 이제 마니푸라, 즉 태양신경총 차크라가 위치한 배꼽 바로 위에 주의를 집중하라. 그곳에서 열 개의 꽃잎을 가진 연꽃을 보라.
5. 가슴의 중앙에 있는 심장 차크라로 의식을 끌어올린다. 넷째 차크라인 아나하타 차크라를 열두 개의 꽃잎을 가진 연꽃으로 심상화하라.
6. 인후 차크라로 의식을 가져오라. 거기에 다섯째 차크라인 비슛다가 위치하고 있다. 열여섯 개의 꽃잎을 가진 연꽃에 대해 생각하라.
7. 미간까지 주의를 끌어올린다. 이곳이 아즈나, 즉 미간 차크라의 영역이다. 두 개의 꽃잎을 가진 연꽃을 보라.
8. 마지막으로 의식을 정수리로 가져가라. 그곳은 일곱째 차크라인 사하스라라의 장소다. 이 차크라는 무한한 개수의 꽃잎을 가지고 있다.
9. 편안하게 느껴질 때까지 수행을 반복하라. 그러나 각 차크라의 위치를 꽃잎의 수와 연결하지 말고, 이 차크라에 대한 명상이 발달시켜야 할 속성들(26쪽 참조)과 연결하려 노력하라.

명상 마무리하기

명상을 끝낼 즈음에 자신이 그다지 연약한 상태가 아니라는 것을 확실히 하기 위해, 다음의 수행법을 따라 하라. 주의를 척주의 맨 아래에 있는 뿌리 차크라로 가져가라. 이제 꽃잎을 닫고 있는 꽃을 심상화하라. 각 차크라를 따라 올라가며 순차적으로 해당 부위에 의식을 집중한 다음, 꽃잎을 닫고 있는 꽃을 심상화하라.

차크라의 속성들

차크라	위치	꽃잎수	요소	명상으로 발달되는 것
물라다라(뿌리) 차크라	척주의 맨 아래	4	지(地)	- 근본 토대 - 현실에 기반을 둔 태도 - 마음의 안정
스와디스타나(천골) 차크라	하복부와 천골 부위, 신장과 생식기	6	수(水)	- 창조의 충동 - 흐름을 따르는 능력
마니푸라(태양신경총) 차크라	배꼽 위의 태양신경총 부위	10	화(火)	- 적응하고 변화하는 능력
아나하타(심장) 차크라	심장 부위와 가슴의 중앙	12	풍(風)	- 연민, 자비 - 사랑하는 능력
비슛다(인후) 차크라	인후	16	공(空) (또는 에테르)	- 창조성 - 소통 기술 - 공간적 제약을 뛰어넘는 능력
아즈나(미간) 차크라	미간	2	마음 (감각과 요소들을 통제함)	- 지성 - 직관
사하스라라(정수리) 차크라	정수리	무한	요소들을 넘어섬	- 영적 통찰력 - 깨달음

고대의 기원, 현대의 기법

영적 깨달음을 위해 차크라 명상을 사용한 지는 수천 년이 되었다. 이것은 서력기원(CE)이 시작되던 시기에 인도반도에서 형성된 영적 전통에 그 뿌리를 두고 있다. 중세까지 구두로 전승되어 온 이 기법들은 19세기부터 종이 위에 기록되어 지금까지 전해진다.

중국의 전통은 차크라 명상의 개념 중 일부를 공유한다. 산스크리트로 미세 에너지를 지칭하는 프라나는 중국 철학에서 언급하는 '기(氣)'와 유사하다. 그리고 인도 전통에서 에너지 통로들로 알려진 나디(Nadi)는 중국에서 널리 알려진 '경락'에 해당한다. 그러나 중국의 가르침들에는 이 책에서 다루고 있는 것과 같은 일곱 차크라에 대한 언급이 거의 없다. 아마도 고대로부터 중국인들은 육체적 건강과 관련을 보이는 에너지적 원리들에 관심이 있었던 반면, 인도의 가르침들은 영적인 깨달음에 집중되었기 때문일 것이다.

현대 사회에서 우리는 흔히 요가를 배우다가 차크라 이론을 접하게 된다. 차크라를 알기 위해서는 인도에서 수천 년 전에 깨달음을 얻기 위해 개발된 하타 요가를 살펴볼 필요가 있다. 하타 요가에서는 물질적 신체와 마음, 미세 에너지에 대한 통제력을 획득하기 위해서 여덟 가지 원리를 주장한다. 첫째는 내적 정화와 외적 정화, 둘째는 육체적 수행, 셋째는 손짓과 몸짓으로 하는 에너지 봉인(무드라), 넷째는 호흡 조절, 다섯째는 감각 기관의 거두어들임, 여섯째는 집중, 일곱째는 차크라 명상, 마지막은 절대적인 하나됨의 경험이다. 유연성 증대와 더 강한 몸, 스트레스 감소는 모두 하타 요가의 영적 수행에 부수하는 긍정적 효과들이다. 고대 이래로 차크라 명상은 하타 요가의 일부분이었다. 호흡 조절과 요가 자세들은 차크라들의 에너지를 자극하고 균형을 잡아 주는 데 특히 효과적이다. 당신은 곧 이 책의 많은 수행법이 이것들로 구성되었다는 점을 알게 될 것이다.

세 종류의 신체

차크라 명상이 당신에게 어떤 도움을 줄 수 있는지 이해하기 위해서 요가의 이론 체계 중 미세 신체 해부학에 대해 알아 보자. 요가 이론에서는 세 종류의 신체로 된 모델을 가정한다. 그것은 물질적 신체와 아스트랄 신체, '종자'로 된 원인적 신체다. 이 신체들은 앞서 있는 것보다 뒤에 있는 것이 더 미세하고 인식하기 어렵다.

한편, 순수 의식인 참자아는 이 모든 신체를 넘어서 존재한다. 참자아를 이해하고 그와 자신을 동일시하는 것이 모든 명상과 요가 수행의 목적이다. 해탈을 얻기 위해서는 신체의 여러 가지 다른 층들과 동일시하기를 멈추고 그것들을 넘어서 존재하는 참자아와 자신을 동일시하기 시작해야만 한다.

물질적 신체

당신이 '내 몸'이라고 표현하는 물질적 신체(스툴라 샤리라Stula Sharira)는 세 종류의 신체 중 제일 단단하다. 요가 이론에 따르면 이것은 오직 '음식 겹'(안나마야 코샤 Annamaya Kosha)이라는 하나의 층만 가지고 있다. 우리에게 가장 친숙한 신체인 이 층은 먹는 것으로 이루어진다. 물질적 신체는 당신이 태어난 신체이고 성장과 변화를 보아 온 신체다. 나이가 들어가며 이 신체는 쇠약해지고 결국 죽게 될 것이다.

죽은 후에 이 신체의 구성 요소들은 물리적 구조가 소멸하듯 자연의 순환 속으로 되돌아간다. 물질적 신체는 다섯 요소, 즉 '지, 수, 화, 풍, 공'이 벼려져서 만들어진 '조대한 물질'로 구성되어 있다고 한다. 이 다섯 요소가 어떻게 차크라들과 연관되는지 이해하는 것이 차크라 명상에서 중요하다.

"사람이 낡은 옷을 벗고 새로운 옷을 입는 것처럼,
그렇게 화신한 참자아는 낡은 신체를 벗어던지고 새로운 신체로 들어간다."
『바가바드 기타 Bhagavad Gita』, 2. 22

물질적 신체를 구성하는 요소들

요소	연관된 차크라들
지(地) 요소 : 단단한 물질	뿌리 차크라
수(水) 요소 : 유동적 물질	천골 차크라
화(火) 요소 : 물질적 에너지	태양신경총 차크라
풍(風) 요소 : 기체 에너지	심장 차크라
공(空) 요소 : 에테르, 공간	인후 차크라

여섯째와 일곱째 차크라는 물질적 요소들을 넘어서므로 요소에 대한 명상이 없다.

이 책에서 당신은 물질적 신체를 구성하는 다섯 요소를 정화하는 명상법들을 발견할 것이다. 이것들을 따라 하면 건강과 행복을 북돋아 강하게 느낄 수 있을 뿐만 아니라 물질적 신체와 생기 에너지인 프라나에 대한 통제력도 생기게 된다. 프라나를 인도하여 그 흐름이 정해져 있는 올바른 통로로 들어가게 할 수 있을 때 비로소 마음을 통제할 수 있다. 각 장에 설명된 호흡 명상법을 따라 하면 물질적 신체를 더 정화하고 강화할 수 있다. 그리고 각 장 끝에서 권하는 요가 자세(아사나)로 그 효과를 높여라. 가볍게 채식을 하고 가끔 단식을 하는 것도 효과를 높여 줄 것이다.

아스트랄 신체

대체로 차크라 명상에 관심이 있는 사람은 물질적 신체로 된 '현실'을 넘어선 보다 광대한 차원이 존재한다는 것을 직관적으로 안다. 아스트랄 신체, 즉 미세 신체(수크슈마 샤리라Sukshma Sharira)는 요가 이론에서 정의하는 둘째 신체다. 이것은 힌두교도와 불교도들이 환생한다고 믿는 신체로, 태어날 때 새로운 물질적 신체, 즉 육체를 취하게 된다. 아스트랄 신체는 살아 있는 동안 물질적 신체와 미세한 실로 연결되어 있다고 한다.

잠자는 동안 활동을 중지한 물질적 신체와 달리, 아스트랄 신체는 '현실'의 물리적 구속들로부터 자유롭다. 꿈속에서는 시공간이나 인과관계에 신체가 속박되지 않듯이, 아스트랄 신체는 중력이나 응집력에 따라 움직일 필요가 없다. 공중으로 유영하거나 런던과 뉴욕에 동시에 존재하거나, 또는 어떤 일이 일어나기 전에 먼저 알 수도 있다. 그러나 중요한 것은, 설령 꿈꾸고 있거나 '아스트랄 여행'을 하고 있더라도 물질적 신체와 아스트랄 신체는 연결되어 있다는 점이다. 연결된 그 실은 오직 죽음의 순간에만 끊어져서 아스트랄 신체와 원인적 신체가 물질적 신체로부터 완전하게 분리된다.(33쪽 참조)

아스트랄 신체는 인성과 생각, 좋아하거나 싫어하는 것들의 발상지다. 사실 이 신체는 본질상 비물질적인 모든 성질과 속성을 내포하고 있다. 이 개념을 보다 잘 이해하기 위해서는 사랑이나 두려움을 경험할 때 무슨 일이 발생하는지를 생각해 보면 된다. 감정은 심장에 영향을 주거나 변을 지리게 하는 등 물질적 신체로 드러나지만, 감정이 물질적 신체로부터 나오는 것은 아니다. 그것들은 어디에서 시작될까? 마음과 지성, 생기 에너지인 프라나와 함께 존재하는 아스트랄 신체에서 시작된다. 그러므로 차크라 명상을 수행하여 아스트랄 신체로 되돌아가면 자신의 인성, 생각, 지성에 긍정적인 영향을 줄 수도 있다.

아스트랄 신체의 층들
아스트랄 신체는 세 종류의 신체 중 가장 복잡한 구조를 가지고 있다. 이 신체에는 '겹'이라고 부르는 세 가지 코샤(Kosha), 즉 층이 있다.

- **첫째 겹 : 프라나마야 코샤**(Pranamaya Kosha)

'생기로 이루어진' 중요한 층으로, 차크라 명상을 할 때 집중하게 되는 층이다. 여기에는 프라나가 퍼져 나가는 통로들의 관계망, 그리고 그 에너지를 받아서 전달

머 리 말

키를리안(Kirlian) 사진은 아스트랄 신체의 첫째 겹을 가시적으로 표현한 이미지라고 볼 수 있다. 차크라 명상은 이미지로 명확하게 찍히고 육체의 감각과 연관이 있는 아스트랄 신체의 이 첫째 층뿐만 아니라 정신적이고 감정적인 둘째 층, 지성 및 에고와 연결되어 있는 셋째 층을 정화하고 강화한다.

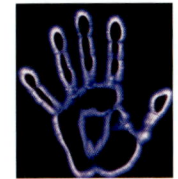

하는 차크라들이 포함되어 있다. 프라나로 된 이 신체는 육체적 신체에 가장 가깝게 놓여 있다. 그리고 그것의 에너지는 몸 전체를 통해서 흐르며, 물이 스펀지를 채우는 것과 동일한 방식으로 몸 깊숙이 스며들어 있다. 따라서 이 에너지적 신체는 물질적 신체에도 강한 영향을 미치기에 '이중적인' 성격을 띤다고 할 수 있다. 다섯 가지 행위 기관(손, 발, 성대, 생식기, 항문)도 여기에 위치하면서, 세계에 어떻게 반응할지를 관장한다. 이것이 더위, 추위, 배고픔, 갈증을 포함한 감각들을 경험하는 아스트랄 신체의 층이다. 이 책의 각 장마다 제시된 요가 자세와 침묵(130~131쪽 참조)을 훈련하며, 이 책의 모든 차크라 명상과 호흡 기법을 주의 깊게 수행해 나감으로써 이 겹을 정화하고 강화할 수 있다.

• **둘째 겹 : 마노마야 코샤**(Manomaya Kosha)

아스트랄 신체의 정신적·감정적 층이다. 분노와 정욕, 슬픔과 흥분, 우울과 망상과 같은 감정들을 경험하는 곳이다. 다섯 가지 인식 기관이 여기에 있고, 이것들은 당신이 세계를 어떻게 인식하고 세계가 당신에게 어떻게 영향을 미치는지를 관장한다. 여기에 의식적·잠재의식적·본능적 부분들과 함께 무의식적인 마음도 있다. 이 겹은 의식적인 방식으로 매일 일을 처리하기는 하지만 은행이나 회사의 정책에 대해 자주적인 지성을 바탕으로 결정을 내리지는 않는 은행원이나 회사원과 닮았다. 이 겹은 신호등이 빨간색일 때 멈추거나 아침식사 후에 양치질을 하는 것과 같이 학습되어 습관적으로 이루어지는 행위들을 관장한다. 이 습관들은 수년에 걸쳐 발달되었고 온전한 정신적 자각으로 행해져 왔지만, 처음에는 주로 이 다음의 겹, 즉 아스트랄 신체의 셋째 겹인 지성에 의해서 확립되어 온 것들이다. 이 책의 모든 명상법과 프라나마야 호흡 기법을 수행하고, 가끔씩 단식, 찬팅, 알아차림, 에고 없는 행위와 영적 헌신을 실천함으로써 무의식적 마음과 감각들을 정화하고 강화할 수 있다.

• 셋째 겹 : 비갸나마야 코샤(Vijnanamaya Kosha)

아스트랄 신체의 지성적 층이다. 이곳을 삶에서 따라야 할 방침들을 제안하고 시행하는 것이 본업인 은행의 매니저 또는 CEO로 생각하라. 의심을 품고 곰곰이 생각하고 선택하고 의견을 말하는 것이 이 층의 작용이다. 이 층은 지성의 거주처일 뿐 아니라 에고가 거주하는 곳이기도 하다. 요가철학에서 '에고'라는 개념은 서구 심리학의 개념과는 상당히 다르다. 여기서 에고는 독특한 개성으로 된 의식, 즉 개체적 의식으로 간주된다. 단순히 말해서, 에고는 당신이 자신이라고 인식하는 당신이다. 이것은 또한 당신이 우주적 의식을 가진 존재라는 것을 인식하지 못하게 하는 장애물이기도 하다. 영적인 길을 따라서 진보해 나가는 데 관심이 있다면 이 지성을 연마함과 동시에 에고를 정화하려 노력하는 것이 중요하다.

원인적 신체

셋째 신체는 원인적 신체 또는 '종자' 신체라고 부르는 카라나 샤리라(Karana Sharira)다. 요가 이론에서는 과거 행위들의 결과들인 카르마(Karma)와, 과거의 삶들로부터 전해진 모든 미세한 인상들이 이 신체에 축적된다고 말한다. 요가 수행자들은 이 신체를 태어날 때 특정한 몸과 자신이 속하게 될 가정을 선택하도록 만드는 카르마의 저장고라고 생각한다. 이것은 재능과 태도, 감정적 기질과 외모를 결정한다. 원인적 신체는 오직 하나의 층, 기쁨과 행복을 경험하는 지복 겹(아난다마야 코샤Anandamaya Kosha)만 가진다. 이 신체를 정화하는 가장 효과적인 방법은 규칙적인 명상이다.

머리말

세 종류의 신체 알기

신체	위치	구성 요소	경험	의식 층	정화 방법
물질적 신체 (스툴라 샤리라)	음식 겹 (안나마야 코샤)	- 5대 요소 : 지, 수, 화, 풍, 공 (에테르)	출생, 성장, 변화, 쇠퇴, 죽음	깨어 있는 상태	요가 자세, 호흡과 해독 기법, 채식과 단식
아스트랄 신체 (수크슈마 샤리라)	생기 겹 (프라나마야 코샤)	- 프라나 - 행위 기관 : 손, 발, 성대, 생식기, 항문	배고픔, 목마름, 더위, 추위	깨어 있는 상태와 꿈꾸는 상태	요가 자세, 호흡 기법, 의식적 침묵
	마음 겹 (마노마야 코샤)	- 인식 기관 : 눈, 귀, 코, 혀, 피부 - 의식적·무의식적 마음	분노, 성욕, 유쾌함, 우울과 같은 감정들	깨어 있는 상태와 꿈꾸는 상태	호흡 수행, 단식, 에고 없는 봉사, 찬팅, 영적 헌신, 명상
	지성 겹 (비갸나마야 코샤)	- 에고와 지성	사고, 판단, 의사 결정	깨어 있는 상태와 꿈꾸는 상태	에고 없는 봉사, 명상, 긍정적 사고, 경전 공부, 자아 탐구
원인적 신체 (카라나 샤리라)	지복 겹 (아난다마야 코샤)	- 카르마(업) - 심층 무의식의 인상	행복, 기쁨	깨어 있는 상태와 꿈꾸는 상태, 깊은 수면	명상

33

프라나와 나디

우리를 통과하여 흐르는 미세 에너지를 나타내는 프라나는 '생기', '생명 에너지' 또는 '생명 유지에 필요한 공기'로 번역된다. 그러나 번역된 용어는 완전한 설명이 되지 못한다. 서구에서는 그것을 최근까지도 문화적인 개념으로 인식하지 못했기 때문이다. 타이치(Tai chi, 태극권)에서 '치(Chi, 氣)'라는 단어나 아이키도(Aikido, 합기도)와 레이키(Reiki)에서의 '키(Ki, 氣)'라는 단어가 프라나 개념을 정확하게 옮기고 있다. 침술과 반사요법, 지압, 무술을 연마하는 사람들은 이 힘과 함께한다.

프라나는 물질적 신체를 통하여 나디로 알려진 미세 신체의 통로들로 유입된다. 대략 7만 2천 개의 나디가 아스트랄 신체의 첫째 층인 프라나 겹(30쪽 참조)에서 전류가 흐르는 미세한 선들을 형성한다. 아스트랄 신체로 둘러싸인 채 서로 섞여 있는 물질적 신체와, 핵심적인 주요 차크라들과 부차적인 차크라들에 대한 인도의 전통적인 묘사(오른쪽 참조)에서는 나디들의 일부만 드러난다.

나디들을 에너지 고속도로로 심상화할 수 있다. 두 개 또는 더 많은 길들이 교차하는 에너지 교차로에 차크라들이 형성된다. 그러므로 일곱 개의 주요 교차점이 일곱 개의 주요 차크라가 위치한 곳이다. 반면 덜 바쁜 교차로들이 부차적인 차크라들을 형성한다. 에너지 고속도로에 교통체증이 없을 때 차량들(프라나)은 자유롭게 여행할 수 있다. 그러나 합쳐지는 길이 더 많을수록 교통체증, 즉 에너지 장애가 있을 가능성이 높아진다. 차크라 명상법을 수행하면 교차로들의 장애물을 청소해서, 차량들이 에너지 고속도로를 따라서 끊김없이 원활하게 다닐 수 있다.

"이 케이지(신체)에는 7만 2천 개의 나디가 있다.
이 중에서 수슘나(중앙 나디)가 요가 수행자들에게 크나큰 즐거움을 준다."
『하타 요가 프라디피카 Hatha Yoga Pradipika』, 4. 18

머리말

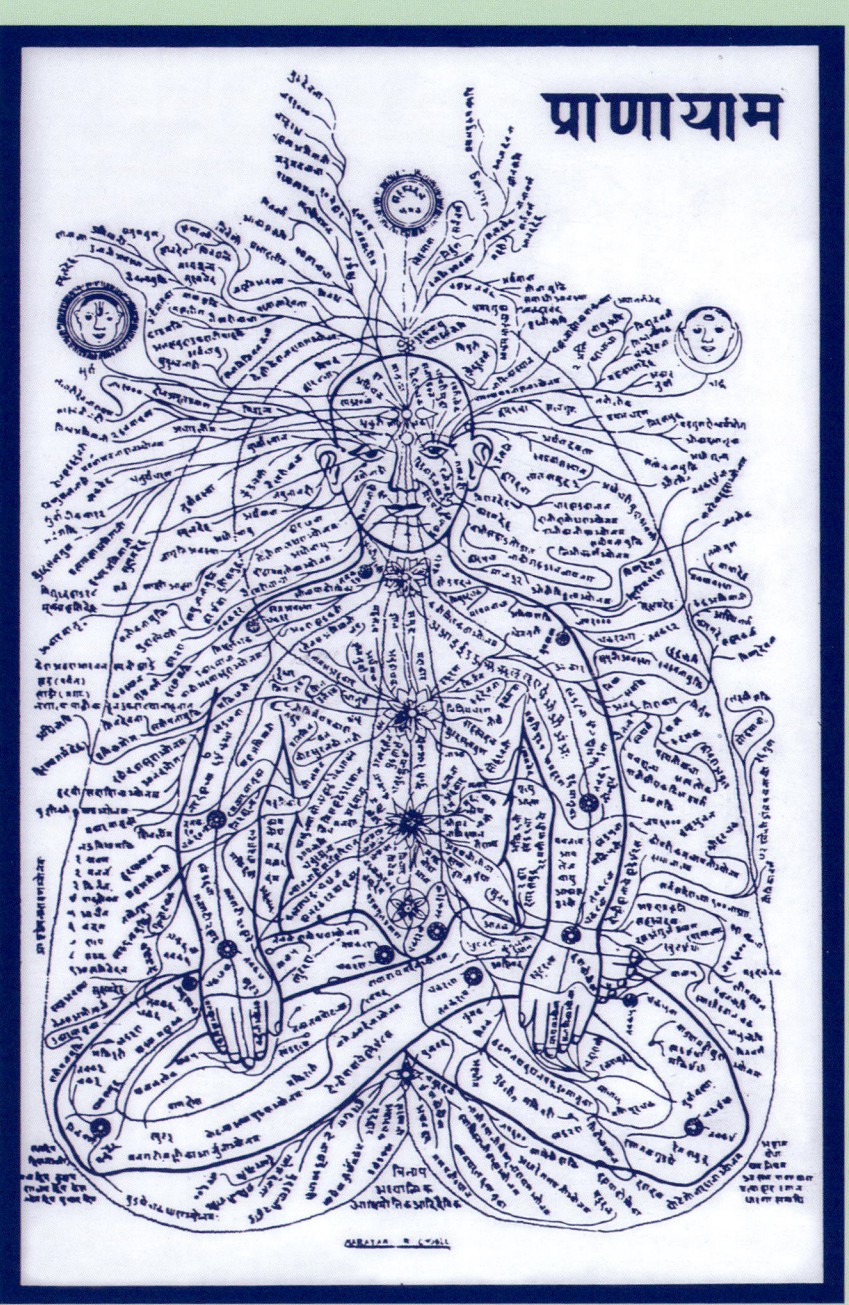

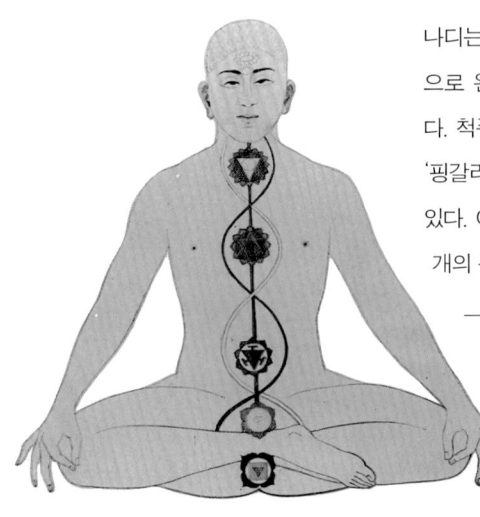

나디는 에너지 통로다. 그중 세 개의 주요 나디는 전통적으로 왼쪽의 그림처럼 서로를 감고 있는 것으로 묘사된다. 척주의 왼쪽에서 시작한 '이다'와 오른쪽에서 시작한 '핑갈라'가 '수슘나'로 알려진 중앙의 통로를 둘러서 감고 있다. 이 중앙 통로를 따라서 연꽃 형태로 묘사되는 일곱 개의 주요 차크라가 위치한다.

주요한 세 개의 나디

프라나마야 코샤, 즉 아스트랄 신체의 생기 겹에 있는 7만 2천 개의 나디 중에서 오직 세 개만이 차크라 명상에 연관된다. 이 셋은 척주의 왼쪽으로 흐르는 이다(Ida), 오른쪽으로 흐르는 핑갈라(Pingala), 척주로 추정되는 중앙 통로로 흐르는 수슘나(Sushumna)다.

나디들이 물질적 신체에 미치는 영향을 느껴 보고 싶다면 잠시 책을 내려놓고 한쪽 콧구멍 아래에 손등을 갖다 대라. 코로 숨을 내쉰 다음, 손등을 다른 쪽 콧구멍 아래에 대고 다시 숨을 내쉰다. 호흡이 한쪽에서 얼마나 더 강하게 느껴지는지 주목하라. 하루 종일 이 실험을 반복하라. 아마도 보다 강한 쪽이 한 시간 삼십 분 또는 두 시간마다 바뀔 것이다. 이것은 왼쪽의 이다와 오른쪽의 핑갈라가 번갈아 우세해지는 정상적인 변화를 나타낸다. 이것은 그에 상응하는 뇌 반구의 우세까지 나타내는데, 뇌의 우반구는 몸의 왼쪽을 통제하고 좌반구는 오른쪽을 통제하기 때문이다.

프라나는 통로를 따라 흐르면서 다른 방식으로 행위와 기분에 영향을 미친다.

"이다와 핑갈라 사이에 고정되어 있는 수슘나 나디에는 여섯 가지 에너지를 가진
여섯 종류의 연꽃들이 있다. 오직 요가 수행자들만이 이것들을 안다."
『쉬바 상히타 Shiva Samhita』, 2. 27

나디의 속성

이다	핑갈라
- 신체의 왼쪽 면	- 신체의 오른쪽 면
- 뇌의 우반구	- 뇌의 좌반구
- 달과 여신 샥티로 상징됨	- 태양과 남신 쉬바로 상징됨
- 여성	- 남성
- 차가움	- 따뜻함
- 능동적	- 수동적
- 음(陰)	- 양(陽)
- 침착	- 흥분
- 내향적	- 외향적
- 통합적	- 분석적
- 감정적	- 이성적
- 주관적	- 객관적
- 비언어적	- 언어적
- 공간적	- 수리적
- 동시적	- 연속적
- 직관적	- 논리적

왼쪽과 오른쪽 나디의 핵심적 속성들은 위의 차트에 정연하게 설명되어 있다.

호흡이 양쪽 콧구멍으로 고르게 드나드는 유일한 때는 명상을 하는 동안, 곧 호흡이 중앙 에너지 통로인 수슘나로 들어갈 때다. 이때 뇌의 양반구는 완전하게 균형 잡히고, 상반되지만 상호 보완하는 마음의 속성들은 통합된다. 이는 삶의 모든 영역에서 균형을 회복하는 데 도움을 준다.

요가의 호흡 수행법들은 나디에 있는 에너지 장애물들을 제거하고 호흡을 수슘나로 들어가게 하는 데 특히 도움이 된다. 그래서 차크라들이 열리고 알맞게 작용하는 명상 상태로 이끈다. 최상의 호흡 중 하나는 다음의 교호 호흡이다.

준비 단계의 호흡

아눌로마 빌로마(Anuloma Viloma, 교호 호흡)를 수행하면서 명상을 시작하면 좋다. 다른 어떤 수행법도 이렇게 신속하고 완전하게 나디를 정화하지는 못하기 때문이다. 다시 말해서, 이 호흡법만큼 효과적으로 이다와 핑갈라에서 프라나가 동일하게 흐르도록 회복시키는 것은 없다. 명상을 하는 데 숙달되어 있더라도 명상을 시작하기 전에 이 호흡으로 나디를 정화하는 것이 유용하다.

시간이 가면서, 호흡 수행과 명상, 요가 자세에 의해 나디들이 깨끗해지기 시작할 때 평소보다 땀을 조금 더 흘린다는 것을 알 수 있다. 이때 '마그네틱 에너지'인 땀을 문질러 피부에 스며들게 하면 몸의 기운을 한층 더 돋울 수 있을 것이다. 그리고 적어도 30분은 기다렸다가 목욕이나 샤워를 하라.

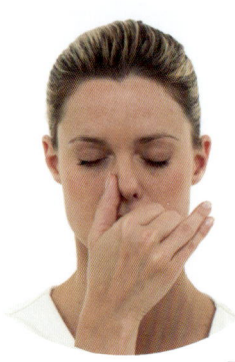

손의 모양과 위치

이 수행법에서 사용되는 손 모양은 비슈누 무드라(Vishnu Mudra)다. 오른손의 집게손가락과 가운뎃손가락을 접는다. 손바닥이 얼굴 앞에 오도록 손을 들어라. 오른쪽 콧구멍을 누르기 위해서는 엄지를, 왼쪽 콧구멍을 누르기 위해서는 약손가락과 새끼손가락을 교대로 사용할 것이다. 왼손의 손등을 왼쪽 무릎 위에 올려둔다.

"나디들이 불순물로 가득 차 있다면 숨은 중앙 나디, 즉 수슘나로 들어가지 않는다.
그때는 의식의 가장 높은 상태에 결코 도달하지 못한다. 불순물로 차 있는 모든 나디가 정화된다면,
오직 그때에만 프라나야마(프라나의 통제)를 성공적으로 수행할 수 있다."

『하타 요가 프라디피카 Hatha Yoga Pradipika』, 2. 4~6

머리말

교호 호흡

1. 명상 자세로 편안하게 앉는다. 가급적 다리를 포개고 앉아서 등을 곧게 편다. 오른손으로 비슈누 무드라를 하고 엄지손가락으로 오른쪽 콧구멍을 누른다. 왼쪽 콧구멍으로 4초간 숨을 들이쉰다.

2. 마찬가지로 오른손의 약손가락과 새끼손가락으로 왼쪽 콧구멍을 눌러서 막는다. 긴장하지 않고 16초간 숨을 멈추어라.

3. 오른쪽 콧구멍에서 엄지손가락을 풀고 약손가락과 새끼손가락으로 왼쪽 콧구멍을 막은 채 오른쪽 콧구멍으로 8초간 숨을 내쉬어라.

4. 왼쪽 콧구멍을 막은 자세를 유지하면서 오른쪽 콧구멍으로 4초간 들이쉰다.

5. 엄지손가락으로 다시 오른쪽 콧구멍을 눌러서 양쪽 콧구멍을 부드럽게 막는다. 그리고 16초간 숨을 멈춘다.

6. 막았던 왼쪽 콧구멍을 열고 엄지손가락으로 오른쪽 콧구멍을 막은 상태를 유지하면서 8초간 숨을 내쉰다. 이 날숨으로 교호 호흡의 한 라운드가 완성된다.

7. 매일 이 호흡법을 10라운드까지 하라. 모든 종류의 명상을 시작하기 전에 수행하면 좋다.

호흡 편하게 하기

처음에 16초간 숨을 멈추는 것이 어렵게 느껴지면 시간을 줄여라. 그러나 호흡의 길이를 1:4:2의 비율로 유지한다. 더 숙달되면 비율은 동일하게 유지하면서 점차 세는 수를 늘려 나가라. 서두르지 말고, 숨을 멈추기 위해서 긴장하지 마라.

차크라의 힘   CHAKRA MEDITATION

쿤달리니 에너지 깨우기

명상 기법들에 정통하고 일정 기간 스승과 함께 수행해 왔다면, 차크라 명상의 궁극적인 목적을 알 수 있을 것이다. 그것은 우리 각자의 내부에 잠들어 있는 무한한 영적 잠재력을 위로 보내, 각 차크라를 차례로 통과시켜 정수리 차크라에 도달하게 만드는 것이다. 그러면 절대적인 지복을 경험한다. 쿤달리니(Kundalini)로 알려진 어마어마한 잠재 에너지의 원천은 척주의 맨 아래에 있는데, 흔히 뱀의 형상을 취하고서 똬리를 틀고 잠들어 있는 여신

쿤달리니 각성의 체험

- 척주와 복부, 목, 머리에서 느껴지는 따끔따끔함
- 뱀이 꿈틀거리며 척주를 오르는 느낌
- 척주를 오르내리는 뜨겁거나 차가운 또는 뜨겁고 차가운 흐름
- 팔과 손, 다리와 발의 떨림이 있고 차분하지 못한 느낌
- 숨이 가빠지고 맥박이 빨라짐
- 소리, 빛, 냄새에 대한 과민증
- (비물질적인) 빛을 보거나 아나하타의 (초자연적인) 소리를 들음
- 신비로운 경험, 잠깐 동안의 우주적 경험, 계시, 심령적 또는 초자연적 능력
- 고독을 갈망함
- 몸에서 돌아다니는 가벼운 통증, 그러나 관절과 근육을 긴장시키지는 않음
- 목의 뻣뻣함, 때로는 두통을 동반함
- 불면
- 보다 짧은 주기로 교대로 일어나는 강렬한 기쁨, 지복

"쿤달리니는 뱀처럼 똬리를 틀고 있는 것으로 묘사된다.
샥티를 (물라다라 차크라로부터 위를 향해) 흐르게 만드는 자는 의심의 여지없이 해탈을 획득한다."
『하타 요가 프라디피카 Hatha Yoga Pradipika』, 3. 108

으로 여겨진다.

그 여신의 이름인 쿤달리니는 '(나선형 또는 고리 모양으로) 감긴'이라는 뜻의 산스크리트 쿤달라(kundala)에서 파생되었고, 그 코일 안에 포함된 어마어마한 잠재적 힘을 상징한다. 이 감긴 에너지를 풀어 주는 것은 댐의 수문을 여는 것에 비유될 수 있다. 이 수행이 가볍게 추구해도 될 무언가가 아닌 이유가 바로 이것이다. 그러나 차크라 명상을 규칙적으로 수행해 왔다면 나디들에서 에너지 장애물이 제거되고 증가된 부하를 다룰 수 있는 힘을 갖추게 되었을 것이다. 더 많은 에너지의 흐름에 대한 준비가 될 때까지 에너지적 신체는 많은 양의 에너지가 통과하여 흐르지 못하게 하는 그란티(Granthi), 즉 심령 에너지 결절로 알려진 세 개의 '차단기'에 의해 보호되고 있기도 하다.(아래의 박스 참조)

나디를 통한 고전압 에너지의 급격한 상승 움직임은 감각적·지성적·영적 자각을 높인다.(일반적인 반응들은 왼쪽 박스 참조) 이 책의 수행법들이 불편한 감각을 낳진 않겠지만 걱정스럽다면 경험 많은 명상가나 요가 선생과 상담하라.

심령 에너지 결절들

아스트랄 신체에는 수슘나를 따라서 쿤달리니 에너지가 너무 일찍 또는 과도하게 풀려나는 것으로부터 당신을 보호하기 위해서, 세 개의 보호 결절이 세 차크라에 자리 잡고 있다. 아스트랄 신체의 생기 층이 에너지의 범람을 조절할 준비가 되고, 그 에너지가 흐르는 나디가 깨끗하고 건강할 때, 각 결절은 풀려난 잠재 에너지가 상승할 수 있도록 열릴 것이다.

- 브라마 그란티(Brahma Granthi) : 뿌리 차크라에 있으며 안정성, 게으름, 물질적 신체와의 동일시에 대한 집착을 극복할 때까지 닫혀 있다.
- 비슈누 그란티(Vishun Granthi) : 심장 차크라에 있으며 행위, 야망, 열정에 대한 집착을 극복하고 자신에게 잘못한 사람을 용서할 때까지 닫혀 있다.
- 루드라 그란티(Rudra Granthi) : 미간 차크라에 있으며 지성의 힘과 자아상에 대한 집착을 극복할 때까지 닫혀 있다.

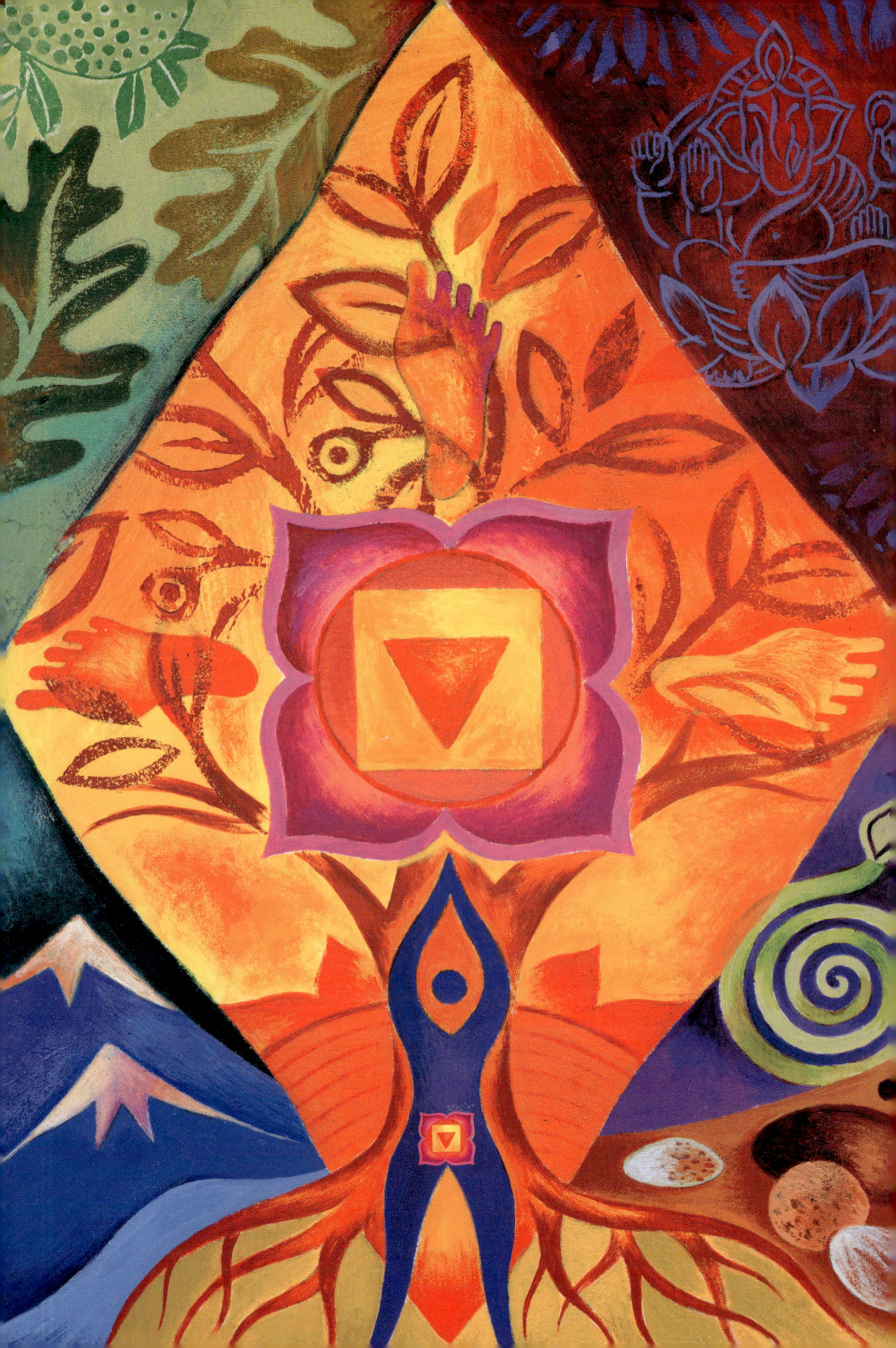

CHAPTER 1

물라다라 차크라

근본 토대

뿌리 차크라로도 알려져 있는 물라다라 차크라는 척주의 맨 아래에 위치해 있다. 산스크리트로 물라다라(Muladhara)는 '근본 토대'를 뜻한다. 이 차크라는 에너지의 토대로서 자신의 두 발로 서서 삶의 길을 찾고 정착할 수 있게 도와줄 뿐만 아니라 자신을 육체적·영적으로 양육시켜 준다. 물라다라 차크라에서 당신은 삶이라는 여행을 계속할 수 있게 해 주는 물질적 신체와 연결된다.

당신은 물라다라 에너지를 정화하고 균형을 잡아 삶에 확고하게 뿌리내리고, 안정된 자세와 확고부동한 마음을 발달시킬 수 있다. 이렇게 육체적 욕구들과 접촉을 유지함으로써 내면의 세계를 발달시키고 삶에 창조적이고 영적인 생각을 제공할 때 일상에서도 잘 활동할 수 있다.

물라다라 차크라 이해하기

뿌리 차크라는 가장 응축된 형태의 물질과 연관되므로 요소들 중에서도 가장 단단한 '지(地) 요소'와 관련된다. 잠재적인 영적 에너지의 무한한 저장고인 쿤달리니가 이 차크라에 잠든 상태로 있다. 또한 이 차크라에는 세 가지 심령 에너지 결절 중 하나인 브라마 그란티(41쪽 참조)가 자리 잡고 있다. 이 결절은 보호와 안정을 강렬하게 열망하게 만들어, 쿤달리니를 맨 아래 차크라에 계속 머물게 한다. 일단 의식의 더 높은 영역들을 경험할 만큼 당신이 충분히 강해지면, 집착으로 묶인 이 결절이 풀려서 프라나가 그다음의 차크라들을 향해 오를 수 있게 될 것이다.

뿌리 차크라가 균형 상태에 있을 때, 에너지는 두 방향으로 흐른다. 차크라는 피뢰침처럼 아래로 에너지를 발산하면서 동시에 대지로부터 위로 에너지를 끌어올린다. 그 결과 당신은 안전과 안정을 느낄 수 있다. 삶은 안정적이면서도 활동적이고 긍정적인 에너지와 인내심으로 채워져 있고, 공동체 의식은 가치 있는 관계들을 가져다준다.

그러나 물라다라 차크라의 에너지 흐름이 막히게 되면, 소속감을 느끼지 못할 수도 있다. 좀처럼 갈피를 잡지 못하고, 우유부단하고, 다른 사람과 쉽게 친해지지 못하고, 수입·직업·대인 관계로 힘들어하고, 늘 피곤함을 느끼게 될 것이다. 생존과 안전에 대한 우려가 지나쳐 출세를 바라는 일중독자에 가까워질 수도 있고, 삶의 영적인 측면과 연결되기를 어렵게 만드는 장애들로 나타날 수 있다. 두려움, 편견, 맹목적 믿음, 증오, 편협함, 성마름, 탐욕은 물라다라 에너지가 막혔을 때 생길 수 있는 다른 부정적인 속성들이다.

물라다라 에너지의 불균형을 겪고 있다면, 어렸을 때의 트라우마를 돌아보는 것이 도움이 될 수 있다. 당신이 양육되기를 바라던 것처럼 양육되지 못했거나, 또는 가족이나 공동체와 '어울리지' 못했다고 느꼈을 수도 있다. 어쩌면 어릴 때 입

물라다라 차크라

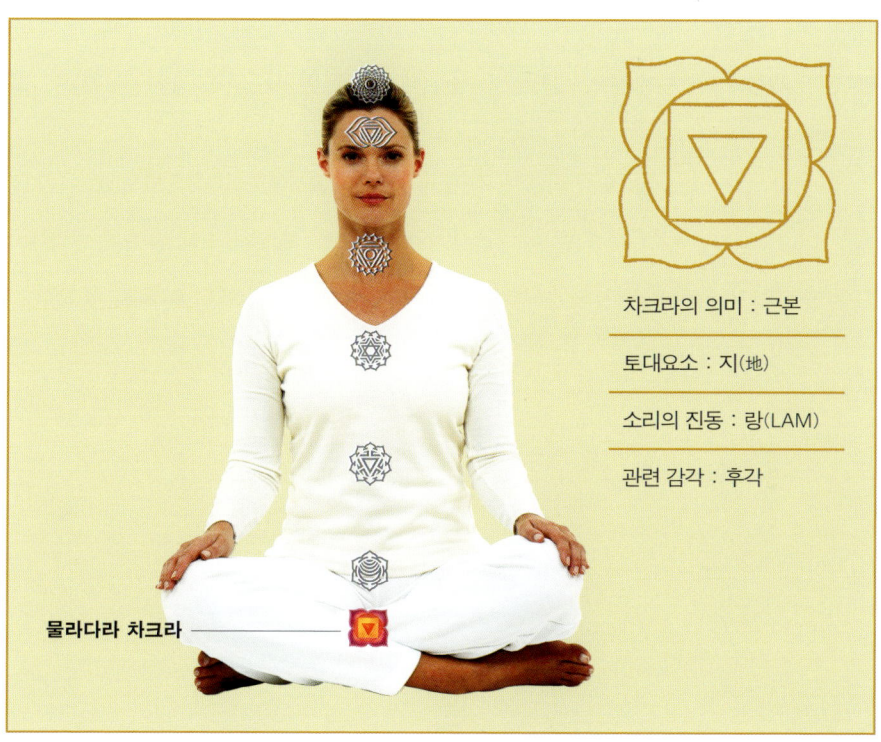

양되었거나, 부모가 없거나 이혼하여 고통받음으로써 버려졌다고 느낄 수도 있다. 어린 시절의 트라우마는 성장한 후에 발생하는 일들, 예를 들어 관계가 깨지거나 실직하거나 생활 조건이 변화하는 것과 같은 상황에서 느끼게 될 혼란스러움을 증폭시킬 수 있다.

물질적 신체에서 물라다라 차크라는 면역계와 골격계, 하부 소화관을 관장한다. 에너지의 불균형은 만성피로증후군, 과민성대장증후군(IBS), 변비나 치핵, 비만이나 체중 감소, 관절염, 발·무릎·다리의 문제, 균형 감각 부족, 허리의 통증 또는 좌골신경통 등으로 나타날 수 있다.

물라다라 차크라의 에너지 불균형이 정서적인 면으로 나타날 수도 있다. 당신은 근거가 부족할 때에도 고집을 피우며 다른 대안을 찾지 않을 만큼 완고해질 수 있다. 과도하게 근거를 찾고 뿌리내리기를 중시한다면 그만큼 변화도 어렵기 때문이다. 그래서 매우 통제적으로 사안에 접근하거나 상상력과 독창성이 모자라게 될 것이다.

이 차크라에 대해 탐구하는 것은 우리가 가진 에너지의 수준을 높이고, 건강과 행복, 내면의 힘을 증대시킬 뿐 아니라 튼튼한 토대를 확립하는 데도 도움이 된다. 건강한 뿌리 차크라를 만드는 것은 다른 모든 차크라가 기초하는 토대를 마련하는 것과 같다.

물라다라 에너지의 균형을 바로잡는 질문

이 장의 뿌리 차크라 명상을 수행해 나갈 때 자신에게 다음의 질문들을 해 보라. 이 질문들은 당신이 어떻게 자신의 물라다라 에너지를 막고 있는지 깨닫고, 이것을 어떻게 다시 균형 잡을 수 있는지 이해하는 데 도움을 줄 것이다.

- 내 몸과 내가 다시 연결될 필요가 있는가? 어떻게 연결할 수 있을까?
- 식습관이 불규칙한가? 그렇다면, 어떻게 식습관을 개선할 수 있을까?
- 건강을 유지하고 관계를 지속하는 데 성공적인가? 그렇지 않다면, 왜 안 되는 걸까?
- 건전하지 못하다고 여겨지는 관계들을 정리할 필요가 있는가?
- 주고받는 것을 충분히 즐기고 있는가? 삶이 에너지를 건강하게 교환하는 것이라고 올바르게 이해하고 있는가?
- 쓸모없는 방식의 생각과 행위에 몰두하는 자신을 허용하고 있지는 않은가?
- '우유부단하다'고 느낄 때 어떻게 하면 더 단호해질 수 있을까?
- 긍정적인 변화를 받아들일 준비가 되어 있는가? 그렇지 않다면, 어떻게 준비할 수 있을까?

얀트라 명상
뿌리 차크라 자각하여 깨우기

뿌리 차크라의 만트라를 암송하면서 그 차크라의 이미지인 얀트라에 대해 명상하라. 이는 뇌의 시각 반구(오른쪽)와 언어 반구(왼쪽)를 연결함으로써 다시 몸과 마음의 균형을 잡아 준다. 며칠 수행한 후에 척주에서 마니푸라 에너지를 느끼려 해 보라.(오른쪽 하단 참조)

1. 낮은 탁자를 깨끗한 천으로 덮고, 오른쪽의 얀트라를 앉았을 때 눈높이 약간 아래에 있도록 둔다. 초를 켜고 향을 약간 피우라.(57쪽 참조)

2. 등을 곧게 펴고 다리를 포개고 편안하게 앉는다.(24쪽 참조) 10~20회 심호흡을 한 다음, 호흡이 안정되게 하라.

3. 눈을 반쯤 떠서 얀트라의 진홍색 꽃잎을 응시한다. 오른쪽 위의 꽃잎에서 시작해서 시계 방향으로 눈을 천천히 몇 차례 돌려라.

4. '지(地) 에너지'의 상징인 노란색 정사각형을 응시한다. 정사각형의 모서리들을 따라 시계 방향으로 눈을 돌려라. 이 모서리들은 지구의 네 모퉁이와 네 방위를 나타낸다.

5. 힘, 대지와의 연결, 생존을 위한 근본적인 욕구를 상징하는 검은색 코끼리를 보라. 장애를 제거해 주는 이 코끼리는 이 차크라의 수호자인 힌두의 신 가네샤(Ganesha)와 관련이 있다.

6. 산스크리트 문자를 응시하면서 조용히 이 만트라를 암송하라. 이것은 랑(LAM)으로 읽히고, 흙을 상징하는 '지(地) 요소'의 만트라다.

7. 사각형의 중앙에 있는 아래로 향한 삼각형을 본다. 이것은 아래를 향해 움직이는 물라다라 에너지의 성질을 보여 준다. 이 삼각형의 모서리들은 세 개의 주요 에너지 통로, 즉 나디의 시작점을 나타낸다.

8. 마지막으로, 이 차크라에 똬리를 튼 채 잠들어 있는 뱀을 응시하라. 이것은 무한한 잠재 에너지를 상징한다. 적어도 20분간 명상한 후에 눈을 떠라. 매일 이 명상을 반복한다.

물라다라 차크라

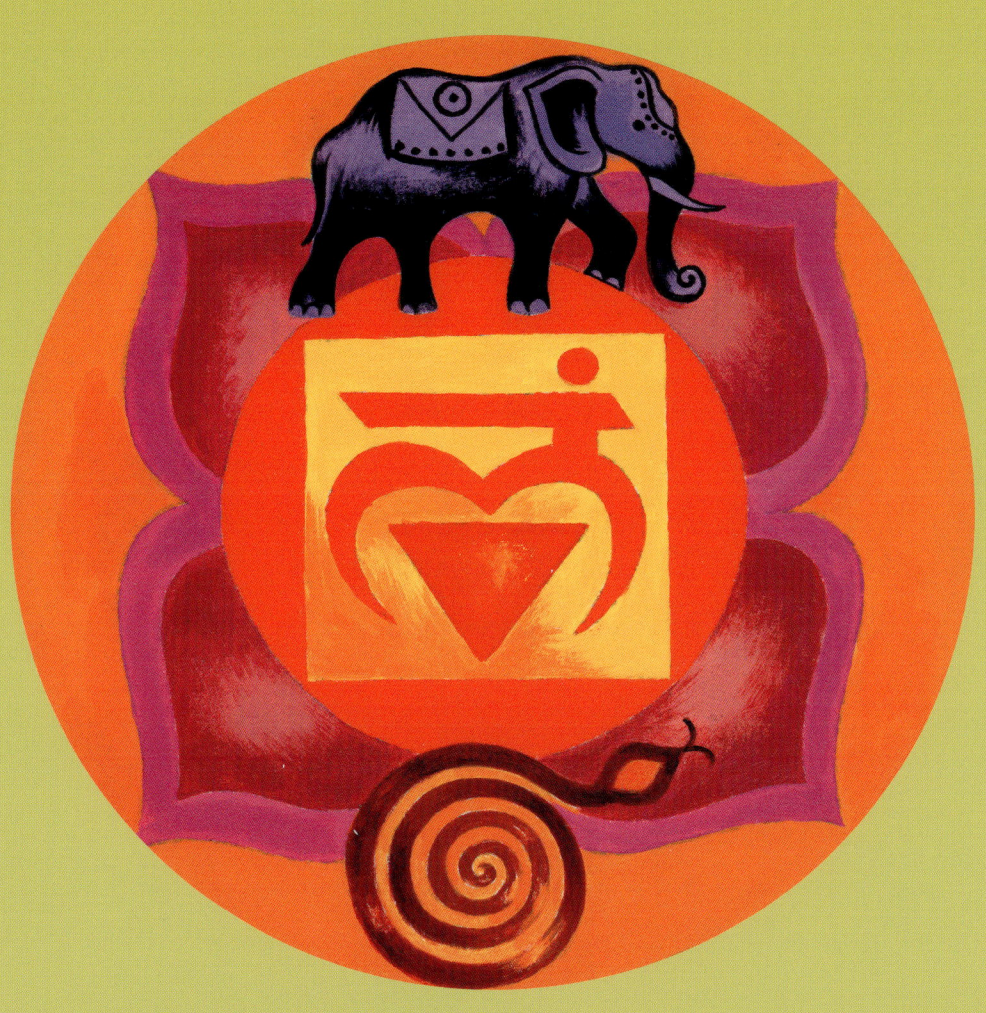

더 나아가기

얀트라를 보지 않고 심상화할 수 있을 만큼 익숙해지면, 척주를 곧게 펴고 명상 자세로 앉아서 눈을 감고 척주의 맨 아래 부분에 집중하라. 그 에너지 패턴으로 위에 있는 얀트라를 심상화하라. 바깥으로 펼쳐져 뻗어가는 에너지 광선들을 느껴 보라. 그리고 만트라 랑(LAM)을 들어라. 적어도 30분 이상 명상하며 앉아 있어라.

요소 명상
지(地) 요소 : 흙

물라다라 차크라와 연관된 '지 요소'는 지구의 바위나 땅덩이만이 아니라 모든 단단한 물질을 망라한다. 요가 전통에서는 비부티(Vibhuti), 즉 성스러운 재를 이마에 바른다. 이 재를 바른 사람들에게 육체가 이 요소로 돌아가게 될 것이라는 점을 상기시키기 위해서다. 이러한 정서는 『공동 기도서Book of Common Prayer』의 장례식 기도문에서 되풀이된다. "흙은 흙으로, 재는 재로, 먼지는 먼지로." 흙 요소에 대한 명상은 고요한 안정감, 대지에 기반을 둔 느낌을 증진시킨다. 현재에 뿌리를 잘 내린 느낌은 영적 수행을 위한 확고한 토대를 형성한다. 이와 같은 단단한 기초를 확립하는 데 '지 요소 명상'이 도움이 된다.

명상을 시작하기 전에, 낮은 테이블 위에 물질적으로 당신을 '지 요소'와 연결시켜 주는 물품을 놓아두면 좋다. 성스러운 땅에서 가져온 흙이나 돌, 솔방울과 씨앗, 자석, 나침반, 흥미로운 금속 조각도 괜찮다. 티베트 전통에서는 명상을 하는 동안 바즈라(Vajra)라고 하는 벼락으로 알려진 금속 금강저(金剛杵)를 손에 쥐는데, 이는 피뢰침의 접지하는 속성을 나타낸다.

명상의 일환으로 확언을 반복한다. 부정적인 생각들을 더 유익한 것들로 바꾸려는 의도를 가지고 의식적으로 긍정적인 암시를 하라. 제시되는 확언들을 사용하거나 개인적인 사례들로 대체해도 된다.

"지(地)의 본질을 심상화하라. 이것의 상징은 비밀스러운 종자인 만트라 랑(LAM)을 가진 노란색 정사각형이다. 두 시간 반 동안 프라나와 마음을 억제하면서 네 개의 꽃잎을 가진 이 연꽃의 이미지를 심장에 두라. 이 명상을 수행함으로써 지 요소를 정복하면 어떠한 단단한 물체도 수행자에게 상처를 입힐 수 없다. 이 수행은 안정을 가져온다."

『게란다 상히타 Gheranda Samhita』, 3. 70

물라다라 차크라

지 요소 명상

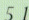

1. 낮은 테이블(왼쪽 참조) 앞에 무릎을 꿇고 엉덩이로 발꿈치를 깔고 앉아서 손바닥을 허벅지에 올려라.(아래 사진 참조) 다리를 포개고 앉거나 혹은 맨발을 바닥에 대고 의자에 앉아도 좋다.

2. 무릎이나 허벅지 위에 손등을 대고 양손 모두 프리티비(Prithivi, 지 요소) 무드라를 하라. 이 무드라는 엄지손가락과 약손가락을 맞대는 것이다.(왼쪽 사진 참조)

3. 눈을 감고 몸에 미치는 중력의 영향을 알아차린다. 고요하고 안정된 느낌이 드는 기분 좋은 무게감을 경험하라. 그런 다음, '지 요소'의 속성에 대해 생각한다. 당신 아래에 있는 바닥으로부터 안정성과 힘을 끌어올리면서, 마치 자신이 확고하게 뿌리를 내리고 있는 것처럼 느껴라.

4. 마음으로 다음과 같은 확언을 반복한다.

"내 삶은 흔들리지 않고 현실에 기반을 두고 있다."
"나의 인내심은 무한하다."
"나는 내가 믿는 것을 지킨다."
"나는 대지에 발을 견고하게 딛고 있다."
"나의 길은 스스로 나에게 나타난다."
"나는 정확히 내가 있어야 할 곳에 있다."
"나는 대지의 에너지를 바탕으로 성장한다."

5. 적어도 30분 이상 명상한다. 그런 다음, 다리를 스트레칭 한다.

차크라와 감정
두려움 극복하기

물라다라 에너지의 균형이 잡혀 있지 못하고 불안정하다면, 손실에 대한 걱정들이 내면의 평화를 방해하고 생기를 약화시켜 에너지를 소모하고 말 것이다. 다음의 심상화는 뿌리 차크라의 불균형과 연관된 주요한 부정적 감정인 두려움을 극복하는 데 도움을 준다.

두려움이 언제나 병적인 공포나 근심(대중의 비난이나 병), 공공연한 분노나 소심함으로 나타나지는 않는다. 많은 사람들이 불안전함이나 근거 없는 불안으로 더욱 두려워한다. 이는 생존을 위협해 온 사건에 대한 반응일 수 있고, 물건이나 사람을 잃는 것에 대한 염려의 결과일지도 모른다.

참나무처럼 튼튼하게 잘 자라는 나무의 이미지는 내면의 힘과 접촉하여 두려움을 극복할 수 있도록 돕기 때문에 이상적인 명상의 초점이 된다. 그 이미지는 당신이 시간과 공간에 근거할 수 있게 돕고, 깊은 고요와 어떠한 경험도 견뎌 낼 수 있는 역량을 가지고 있다는 확신을 준다.

이 심상화는 공원이나 숲속 또는 개인 정원 등의 야외에서 수행하는 것이 가장 좋다. 웅장한 나무를 찾아라. 가능하다면 참나무 또는 뱅골보리수 바로 아래나 그 근처에 앉는다. 아니어도 조용한 장소에 앉아서 대지에 깊게 뿌리내리고 있는 거대한 나무의 강하고 굵은 뿌리를 심상화한다. 아무리 강한 바람이 불지라도 이 나무는 결코 쓰러지지 않는다고 자신을 안심시켜라.

"마음이 다양성에 의해서 흔들리지 않는 자, 집착과 두려움과 분노가 없는 자는 안정된 마음을 지닌 성자로 불린다."
『바가바드 기타 Bhagavad Gita』, 2. 56

참나무 심상화

1. 편안한 명상 자세로 앉아, 다리를 포개고 등을 곧게 펴라. 고개를 들고 척추를 쭉 늘이며 목의 뒤쪽을 위로 뻗는 한편, 몸의 나머지 부분들은 안정적으로 이완되게 유지한다.

2. 참나무를 심상화하고 그것의 속성인 힘, 인내력, 안정성, 깊게 뿌리내림, 자양분을 끌어당기는 능력에 대해 숙고하라.

3. 그런 다음, 오래된 자신의 이미지들을 버리고 새로운 존재 방식을 불어넣기 위하여, 이 나무의 속성에 근거한 확언들을 마음속으로 반복하라.
   "나는 대변동을 견딜 힘을 가지고 있다."
   "나는 현실에 근거를 두고 있으며 안전하다."
   "나는 용기를 구현한다."
   "나는 내 주위의 세계로부터 자양분을 끌어당긴다."

4. 적어도 20분 이상 이러한 생각과 더불어 침묵하며 앉아 있어라. 일어나기 전에 마음속으로 그 나무에게 감사하라. 간단히 감사를 느끼면 깊은 층에 있는 본성에 자신을 맞추는 능력이 북돋아진다.

심상화 이해하기

두려움과 불안전한 느낌을 극복할 수 있다면 영적 수행은 더 단순해진다. 그러나 두려움의 뿌리들은 깊으므로 두려움을 직접적으로 공격하는 것은 바람직하지 않다. 대개 애를 쓸수록 더 두려워진다. 참나무 심상화를 하는 동안 일어나는 두려움에 머무르는 대신, 그것과 반대되는 것들을 생각하려 노력하라. 대부분은 긍정적인 생각이 부정적인 생각을 극복한다.

그 나무의 성질을 흡수할 때, 당신의 힘이 무자비해지거나 경직되지 않게 조심하라. 참나무는 벼락을 맞아서 쪼개진 다른 종류의 나무들보다 더 유서 깊어 보인다. 삶의 흐름을 견딘 힘의 결과들에 대한 적합한 비유다. 생각과 행위에서의 경직성을 바로잡기 위해서 융통성을 기르는 명상도 유용하다. (63~79쪽 참조)

사마누(Samanu)
나디 정화하기

대지에 기반을 두고 싶거나 나디들(34~37쪽 참조)을 정화하고 싶을 때 이 명상을 해보라. 다리를 포개고 편안하게 앉아라. 왼손 엄지손가락과 집게손가락의 끝을 맞댄 다음, 왼쪽 무릎 위에 손목의 안쪽이 닿게 올려놓는다.(왼쪽 사진 참조) 이 손 자세는 갸나 무드라(Jnana Mudra)로, 마음을 안정시키고 에너지를 바닥으로 내려가게 한다. 그런 다음, 오른손을 들어 검지와 중지를 접는다. 이것은 비슈누 무드라(아래 사진 참조)다. 이때, 오른쪽 콧구멍을 막기 위해서 오른손의 엄지를, 왼쪽 콧구멍을 막기 위해서 오른손의 약손가락과 새끼손가락을 사용한다.

'풍 요소'로 정화하기

1. 오른손으로 비슈누 무드라를 하고 엄지손가락으로 오른쪽 콧구멍을 막는다.(왼쪽 사진 참조) 왼쪽 콧구멍으로 숨을 들이쉬면서, 폐를 채울 때까지 마음속으로 풍의 만트라 양(YAM)을 암송하라. 그동안 바람인 '풍 요소'의 에너지 센터인 심장 차크라에 주의를 고정시킨다. 나디를 통해 흐르는 공기나 바람을 상상하면서 불순물들을 날려 버려라.

2. 들숨을 마쳤을 때, 약손가락과 새끼손가락으로 왼쪽 콧구멍을 눌러 양쪽 콧구멍을 막는다. 양(YAM)을 암송하면서 몇 초간 숨을 보유한다. 심장에 집중하라.

3. 오른쪽 콧구멍에서 엄지손가락을 푼다. 심장 차크라에 집중하면서 양(YAM)을 반복하는 동안, 오른쪽 콧구멍으로 매우 천천히 숨을 내쉰다.

'화 요소'로 정화하기

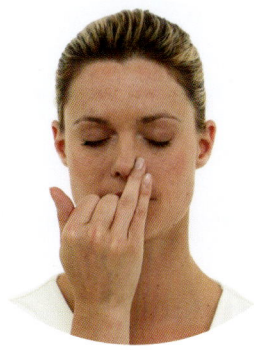

4. 왼쪽 콧구멍을 막고 오른쪽 콧구멍으로 숨을 들이쉬는 동안(오른쪽 사진 참조), 화의 만트라 랑(RAM)을 소리 없이 암송한다. 태양신경총 차크라에 주의를 고정하고 불순물들을 태워 없애는 불을 심상화하라.

5. 엄지손가락으로 양쪽 콧구멍을 막고서, 랑(RAM)을 소리 없이 암송하면서 몇 초간 숨을 보유한다.

6. 왼쪽 콧구멍을 열어 주라. 마음속으로 랑(RAM)을 반복하면서 천천히 왼쪽 콧구멍으로 숨을 내쉬어라. 태양신경총 차크라에 집중한 상태를 유지하라.

소마 차크라에서 흘러내린 '감로'로 씻기

7. 왼쪽 콧구멍으로 숨을 들이쉬면서 달, 즉 소마 차크라의 만트라 탕(TAM)을 소리 없이 암송한다. 구개 위, 왼쪽 눈썹의 아치 중심부 안쪽에 있는 부차적 에너지 센터인 소마 차크라에 집중하라.(158~159쪽 참조)

8. 약손가락과 새끼손가락으로 양쪽 콧구멍을 눌러 막고서, 탕(TAM)을 암송하면서 몇 초간 숨을 멈춘다. 나디들에 남아 있는 모든 불순물을 씻어 없애는 '감로(甘露)'를 상상하라.

'지 요소'로 뿌리내리기

9. 오른쪽 콧구멍을 열어서 매우 천천히 숨을 내쉰다. 숨을 내쉬면서 마음속으로 지의 만트라 랑(LAM)을 암송한다. 견고한 대지를 자기 자신이라고 느껴라. 그런 다음, 척주의 맨 아래에 있는 차크라에 주의를 집중한다.

10. 양쪽 콧구멍을 열고 오른쪽 손목을 오른쪽 무릎에 내려놓고 갸나 무드라를 하여 왼손과 일치시킨다. 뿌리 차크라에 의식을 집중하고 만트라 랑(LAM)을 반복하면서, 적어도 10분간 침묵하며 앉아 있어라. 안전감과 현존한다는 느낌, 그리고 대지와 연결되어 있음을 느껴라.

물라다라 에너지와 함께하기

힐링 요법들에서 추려낸 아래의 방법들로 물라다라 차크라에 대한 명상의 유익한 효과를 높일 수 있다. 명상을 대체한다기보다 보완하는 것으로 생각하면서, 이 방법들 중 어떤 것들이 자신에게 가장 적합한지 시험해 보라. 임신 중이거나 질병을 앓고 있다면 에센셜 오일이나 허브 차를 사용하기 전에 의사와 상담하라.

플라워 에센스

명상을 시작하기 전에 플라워 에센스 4방울을 혀 아래에 떨어뜨려 두거나 물에 타서 마셔라.

• **너도밤나무**는 편협한 태도를 버리는 데 도움을 준다. • **클레마티스**는 미래를 꿈꿀 때에도 현재에 기초를 두게 한다. • **부처꽃**은 묻어 둔 감정과 오래된 두려움들을 떨쳐 버리도록 돕는다. • **록워터**는 마음의 견고한 틀을 느슨하게 해 준다. • **체리플럼**은 현실에 기초한 상태를 유지하면서 나아가도록 돕는다. • **야생 귀리**는 삶의 방향에 대해 확신이 없다고 느낄 때 기운을 북돋는다.

에센셜 오일

명상 전에 목욕을 할 때, 1티스푼의 호호바 오일이나 스위트 아몬드 오일 또는 올리브 오일에 3~5방울의 에센셜 오일을 섞어서 욕조를 채울 때 흐르는 물에 부어라. 아니면 아래에 지시된 오일들을 사용해도 좋다.

• **파촐리**는 따뜻한 느낌, 안전감, '대지에 닿아 있는' 느낌을 일깨운다. • **백단**은 '갇혀서 꼼짝 못하게 되었다.'고 느낄 때 유익하다. 새로운 통찰을 가져다준다. • **베티버**는 기회를 붙잡거나 삶을 변화시키는 결정을 하는 데 도움을 준다. • **생강**은 자신의 입장을 고수하도록 해 주고, 무관심

"건강하려면, 땅과 하늘이 필요하다."
중국 금언

과 우유부단함을 사라지게 한다. **• 백리향**은 면역력을 강화시켜 준다. 목욕용 오일로 2방울의 백리향 오일과 5방울의 라벤더 오일을 1티스푼의 올리브 오일에 섞어라.(선백리향을 사용하라.) **• 바질**은 신경쇠약, 스트레스 증상, 후각 상실, 극심한 정신적 피로를 줄여 준다.(절대로 피부에 직접 바르지는 마라.) **• 클라리 세이지**는 삶이 피곤하고 고달프게 느껴질 때 기운이 나게 해 준다. 우울증에 좋다.(졸음을 유발할 수도 있다. 술을 삼가라.)

수정, 보석, 원석

보석류는 차크라들과 접촉시키면 에너지를 증폭시킨다. 명상 전 장신구로 착용하거나 척주 맨 아래에 두어라. 아니면 그저 보석들을 손에 쥐고 있기만 해도 좋다. **• 적철석**은 스트레스에 대한 저항성을 높여 보호막의 역할을 한다. **• 연수정**은 현재에 집중하게 하고, 감정적 장애물들을 용해시킨다. **• 녹주석**은 사로잡혀 있던 두려움과 과거에서 벗어나 삶을 계속 살아가도록 도와준다. **• 흑색 전기석**은 두려움을 가라앉혀서 고요하게 해 준다. 은에 이것을 박으면 가장 좋다. **• 석류석**은 환각, 우울증, 불안감을 막는다.

향

• 삼목·세이지·파촐리와 같은 아로마 향은 이 장에 있는 모든 명상의 효과를 높여 준다. 물라다라 차크라는 후각과 연관되어 있기 때문에, 향을 사용하면 특히 좋다.

땅에서 나는 음식

자연 식품을 먹으면 '멍한' 느낌을 막을 수 있다. 땅에서 자란 식품들을 선택하라. 물라다라 에너지가 과하면 무기력함을 초래하여 게을러질 수도 있기 때문에, 지나치게 탐닉하는 것은 피하라.

• 뿌리 채소류 : 비트, 우엉, 당근, 파스닙, 감자, 고구마, 순무, 참마. **• 식물성 단백질** : 콩류, 레굼, 유제품, 견과류, 호두버터, 두부와 콩제품. **• 씨앗류** : 호박씨, 잣, 참깨, 해바라기씨와 이것들로 짠 기름.

물라다라 에너지를 위한 요가 아사나

다음의 자세들을 정기적인 수행에 추가하거나 명상 전에 조율하는 기법으로 이용하라. 또한 여기에 소개되어 있지 않은 밧다코나사나(Bhaddhakonasana, 구두 수선공 자세), 바타야나사나(Vatayanasana, 말 자세), 타다사나(Tadasana, 산 자세)도 대지의 에너지를 끌어올리는 데 도움을 준다. 인도 춤, 하카(Haka, 마오리 춤), 걷기와 조깅도 뿌리 차크라의 에너지를 끌어올린다.

물라 반다(Mula Bandha)

다리를 포개고 앉아서 항문 괄약근을 수축하고, 골반을 바닥에서 들어 올려 꼬리뼈를 안쪽에서 위로 잡아당겨라. 프라나를 강제로 위로 끌어올린다고 상상한다. 자신감이 생기면, 명상을 할 때만이 아니라 요가 자세와 호흡 기법들을 수행하는 동안에도 물라반다를 실행하라. 그러면 힘을 증대시키고 에너지를 급격히 위로 올리는 데 도움이 된다.

아르도 무카 슈와나사나(Ardho Mukha Shwanasana) : 아래로 향한 개 자세

1. 무릎을 꿇고 손으로 바닥을 짚는다. 고양이 자세에서 시작한다. 이때 팔과 다리가 몸통과 직각이 되게 한다.

2. 발가락 아래 부위를 바닥에 대고 천천히 무릎을 편다. 엉덩이를 천장을 향해 들어 올리면서 뒤로 민다. 종아리로 발꿈치를 눌러서 발꿈치가 가능한 바닥에 가깝게 되도록 한다. 발꿈치가 바닥에 아주 쉽게 닿는다면 양발을 한 걸음 뒤로 움직인다. 적어도 1분간 자세를 유지하라.

물라다라 차크라

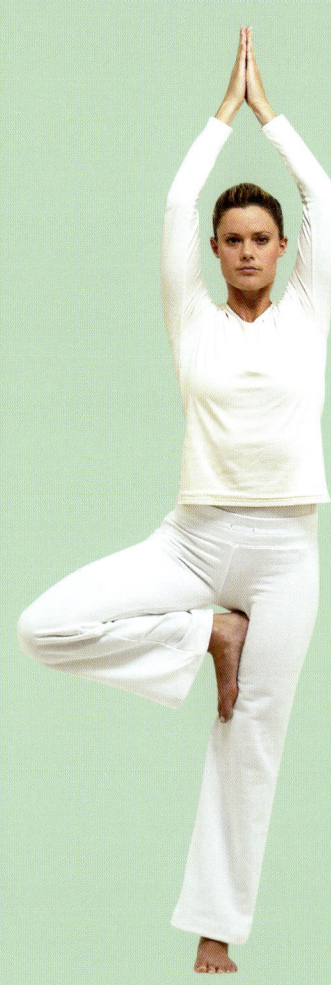

브리크샤사나(Vrikshasana) : 나무 자세

1. 다리를 모으고 팔을 몸통 옆에 편하게 두고 서서, 체중을 양발에 고르게 분산한다. 오른쪽 무릎을 굽혀서 오른발 발바닥을 왼쪽 넓적다리 안쪽에(만일 덜 유연하다면 더 낮은 위치에) 놓는다. 왼쪽 다리를 곧게 뻗고 안정되게 유지하면서, 손바닥을 가슴 앞에 모은다. 약 1미터 정도 앞쪽 바닥에 한 점을 찍어 시선을 고정하라.

2. 손바닥을 모은 팔을 쭉 펴서 머리 위로 천천히 들어 올리고 유지한다.

3. 30~60초 정도 자세를 유지하면서, 왼발이 바닥에 뿌리를 내리고 있다고 상상하라. 중력에 저항하지 마라. 당신이 확고하게 뿌리내리려는 것을 중력이 돕게 두어라. 반대쪽 다리도 동일하게 반복하라.

웃카타사나(Utkatasana) : 의자 자세

1. 양발을 15센티미터 가량 벌려서 평행이 되게 선다. 똑바로 정면에 한 점을 찍어 시선을 두라. 어깨에서부터 팔을 앞으로 쭉 뻗어서 바닥과 평행이 되게 유지한다. 이때 손바닥은 아래로 향해 있다.

2. 발꿈치를 바닥에 고정시키고, 무릎을 굽혀서 엉덩이를 아래로 내려놓는다. 마치 뒤에 놓인 투명한 의자에 앉는 것처럼.

3. 적어도 30~60초 동안 자세를 유지하라.

부차적인 차크라
발바닥 차크라

물라다라 차크라의 일부분으로 간주되는 부차적인 차크라가 양쪽 발의 족심에 위치하고 있다. 발바닥 차크라로 불리는 이것은 에너지 시스템과 대지 사이에서 프라나를 전달하는 주요한 접지점으로 이루어져 있다. 이 차크라의 균형이 적절히 조율되면 생각을 행동으로 잘 옮길 수 있다.

발바닥 차크라가 불균형하면 문자 그대로나 형이상학적으로 뿌리가 없고 불균형하며 멍하고 감정적으로 무감각하게 느껴질 수 있다. 어설프거나, 사고를 치거나 당하기 쉬운 상태는 발바닥 차크라가 충분히 기능하지 못하고 있다는 강력한 지표다. 생각하고 걱정하는 데 너무 많은 시간을 보내고 있거나 자신의 몸이 주변의 것들과 분리되어 있다고 느낄 때, 발바닥 차크라를 깨우면 특히 유용하다.

발바닥 에너지의 균형을 회복하기 위해서 반사요법이나 맨발로 잔디밭이나 해변을 걷는 것도 좋다. 혼자서나 여럿이서 오른쪽의 걷기 명상을 해 볼 수도 있다. 일렬이나 원형으로 걸으면서 매 걸음에 대해 자각하고 발아래의 대지를 자각하라. 뿌리 차크라의 요소인 흙에 대해 숙고하라.

수행법의 변형들

대나무 위를 맨발로 걷는 타케푸미(Takefumi)는 일본의 사무라이들이 활력과 기초 체력을 향상시키기 위해서 했던 훈련의 일부다. PVC 파이프 위를 걷는 것으로 이 과정을 본떠서 하라. 중국의 '돌 밟기'도 해 보라. 매일 아침 30분간 조약돌이 깔린 길을 맨발로 걸어라.

"한 걸음이 지상에 길을 만들지 못하는 것처럼, 한 번의 생각은 마음에 길을 내지 못할 것이다. 물질적으로 뚜렷한 길을 만들기 위해서 우리는 걷고 또 걷는다. 정신적으로 선명한 길을 만들기 위해서 우리는 우리의 삶을 지배하기를 바라는 그러한 종류의 생각을 계속 해야만 한다."
헨리 데이비드 소로, 『월든』

걷기 명상

1. 바깥의 조용한 장소를 택해서 땅바닥에 맨발로 서라. 다른 사람들과 함께 걷고 있다면 명상을 하는 내내 사람들과 팔 길이만큼의 거리를 유지한다.
2. 자신을 대지와 연결시키기 위해서 발을 골반 너비만큼 벌려 땅바닥과 평행이 되게 하고, 체중을 양발에 고르게 배분하라.
3. 눈을 반쯤 감고, 발 앞쪽의 약 50센티미터 정도에 시선을 고정시켜라. 허리 높이에서 손을 모아 왼손을 오른손 위에 놓고 손바닥은 영감을 주는 에너지를 받기 위해서 위로 향하게 한다. 몇 차례 깊게 호흡하라.
4. 오른발을 앞으로 약 15센티미터 정도 내딛어라. 자신을 대지와 연결시키기 위한 시간을 잠시 가진 다음, 동일한 보폭으로 왼발을 앞으로 내딛는다. 다시 자신을 대지와 연결시켜라.(위의 2단계 참조) 그런 다음 앞서와 마찬가지로 오른발을 앞으로 내딛는다. 이때 걸음걸이는 천천히 리듬감 있게 한다. 계속해서 앞으로 움직여가면서 모든 걸음에 주의를 꾸준히 집중한다.
5. 각 걸음을 호흡과 조화시킨다. 발을 들 때 숨을 들이쉬고, 다시 땅바닥에 내려놓을 때 숨을 내쉰다. 자연적인 리듬이 어떻게 만들어지는지 알아차려라.
6. 걸을 때 무게중심이 몸의 중심선에 모이도록 한다. 그리하여 체중이 앞쪽으로 쏠리거나 뒤쪽에 남아 있지 않도록 하라. 양쪽 발이 모두 깊게 뿌리내리고 있다고 느껴라.
7. 몸과 행동이 어떻게 관계하는지 보라. 무릎이 어떻게 굽혀지고 들리고 펴지는지 관찰하라. 발목, 엉덩이, 척주, 어깨의 움직임을 자각하라. 발의 족심으로, 그리고 땅과 몸의 의미 있는 상호 작용으로 주의를 돌려서 유지한다.
8. 원한다면 숨을 들이쉬고 내쉴 때마다 지의 만트라 랑(LAM)을 조용히 반복하라. 일상적인 활동으로 돌아오기에 가장 적당하다고 느껴지는 지점까지 이 명상을 수행하라.

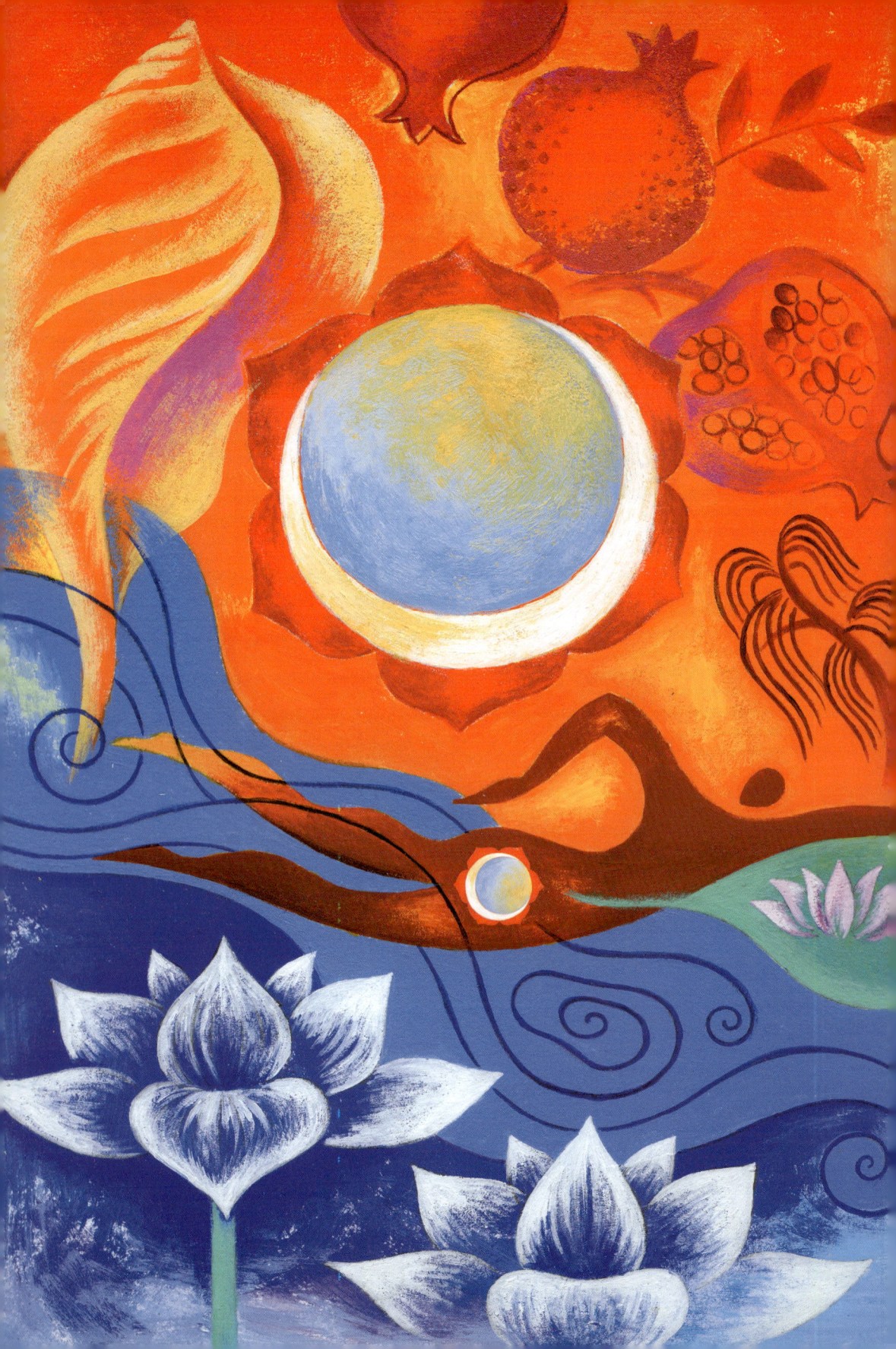

CHAPTER 2

스와디스타나 차크라

창조성의 자리

신장과 생식기 주변에 위치하는 둘째 차크라는 스와디스타나 또는 천골 차크라로 알려져 있다. 이 차크라는 창조성, 즐거움, 성욕, 출산, 통제, 도덕성의 에너지를 관장한다. 이것은 꿈, 공상, 감정 등도 주관한다. 산스크리트 스와디스타나(Swadhisthana)에는 많은 함축적 의미가 있다. 이것은 '자아의 신성한 집', '기분 좋은 장소', '여신이 선호하는 영원한 장소'로 번역된다. 제1장에서 뿌리 차크라의 작용(안정성과 현실성)이 어떻게 정사각형 또는 정육면체로 상징되는지 보았던 것처럼, 천골 차크라는 원(圓)이나 구(球)로 가장 잘 표현된다. 이 형상은 비록 덜 안정적이지만, 더 자유롭고 변화의 가능성을 향해 열려 있다. 이 장의 명상법들은 당신이 융통성을 높이고 삶 속에서 그 흐름에 따라 흘러갈 수 있도록 돕는다.

스와디스타나 차크라 이해하기

'물 흐르는 듯한, 유연한, 적응력 있는' 등과 같은 물의 속성은 스와디스타나 차크라의 본성인 '수(水) 요소'를 함축적으로 나타낸다. 물은 청결하게 하고 정화하는 속성을 가지고 있다. 이 차크라 에너지가 불균형해지거나 막히면, 나쁜 일이나 부끄러운 일을 했다는 느낌을 불러일으킨다.

천골 차크라는 미각과도 연관되기 때문에 일상에서도 맛은 이 차크라의 에너지를 암시한다. 누군가에게 '달콤한' 꿈이 이루어졌으면 좋겠다고 바라거나 '쓰라린' 기억을 이야기하거나 '불쾌한' 관계를 한탄할 때, 당신은 스와디스타나의 세계로 들어간다.

스와디스타나 차크라가 열리고 에너지의 균형이 잡힐 때, 당신은 섬세하고 직관력 있고 이상주의적이며 꿈과 계획과 건전한 욕망들로 가득 차 있는 사람이 된다.(창조적인 충동들은 천골 차크라에서 기인한다.) 그리하여 융통성 있고 변화를 받아들이며 시대의 흐름을 따라갈 수 있게 될 것이다.

반면 이 차크라에 매몰되면 천골 차크라의 에너지 균형이 무너지게 된다. 그 결과 지속적으로 동요하여, 자신에게 근거를 두지 못하거나 살아가면서 꼭 필요한 경계들을 설정하지 못하게 될 수 있다. 또한, 과도하게 감정적인 대처를 하거나 매우 부자연스러운 행동을 하는 경향이 생긴다. 백일몽을 꾸는 데 많은 시간을 보내거나 감각적인 기호를 만족시키는 걸 너무 중시한 나머지 지나치게 큰 비중을 두게 될 것이다. 정착하지 못하고 이 꽃 저 꽃으로 날아다니는 나비나, 탐욕 때문에 스스로 붙잡히게 되는 물고기가 이러한 불균형을 상징한다.

천골 차크라가 막히거나 불균형해지면 삶의 달콤함을 맛보기 어렵게 된다. 그러면 어떤 것도 좋아 보이지 않고 계속 우울하다고 느낄 수 있다. 마치 자신에겐 선택권도 없고, 상황을 변화시킬 능력이나 결단력도 없는 듯한 느낌을 받는다. 창

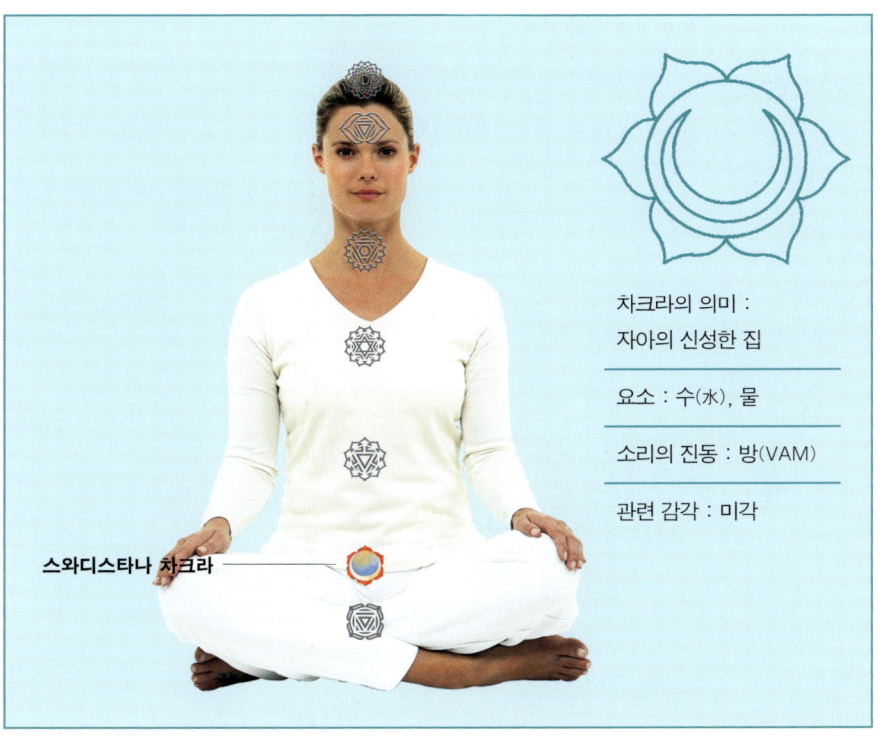

조성 면에서 보자면, 작가들이 겪는 글쓰기 슬럼프와 같은 것으로 고통받을 수도 있다.

천골 차크라가 불균형한 사람들은 때로 감정 과잉으로 보일 수 있고, 정반대로 자신과 타인들의 정서적 요구에 무감각해지고 감정을 잘 표현하지 못할 수도 있다. 이러한 불균형은 극단적인 경우에 공격성으로도 이어진다. 그리하며 때때로 타인을 조종하려 들고, 자신의 목적 달성을 위해서 '악어의 눈물'과 같이 위선적인 감정을 표출할 수도 있다. 천골 차크라 에너지가 막히고 불균형해지면 즐거움에 대한 거부와 섹스에 대한 공포를 초래할 수도 있고, 스스로가 완고하게 그어 놓은 경계들에 집착하여 극단적인 요가 수행에 몰두하는 것 등으로 나타날 수도 있다.

육체적으로 볼 때, 천골 차크라는 물질적 신체의 액체 성분인 혈액, 림프액, 점액, 정액, 소변, 침 등을 관장한다. 이는 신장 에너지(한의학에서는 생명의 원기로 여겨진다.)의 영역이고 신장, 방광, 비뇨기계, 생식기계, 순환기계를 유지하는 힘이다. 스와디스타나 에너지가 막혔을 때 발생할 수도 있는 건강 문제들로는 동맥경화, 정맥노장, 빈혈, 신장과 방광의 문제, 월경과 관련된 증상, 발기부전, 성적 불감증 등이 있다.

일반적인 생각과는 달리, 천골 차크라를 여는 것이 성적 능력의 강화와 관련되는 것은 아니다. 균형을 잡는다는 것은 성 에너지를 관리해서 이 에너지가 자각력을 갖도록 함을 의미한다. 따라서 이 차크라를 열 때는 죄책감과 좌절감을 제거하고 삶의 흐름을 즐기는 데 더 큰 무게를 둔다.

스와디스타나 에너지의 균형을 바로잡는 질문

이 장에 있는 명상을 할 때, 자신에게 다음의 질문들을 해 보라. 이 질문들을 통해 스와디스타나 에너지의 장애를 제거하는 방법들을 알 수 있게 될 것이다.

- 긍정적 변화에 열려 있는가? 어떻게 하면 나 자신을 더 열려 있게 할 수 있을까?
- 감각이나 체험을 갈망하고 있는가? 어떻게 하면 감각적 즐거움에 빠지지 않고 삶을 더 즐길 수 있을까?
- 삶에 대한 태도가 지나치게 감정적이거나 부정적이지는 않은가?
- 어떻게 무모해지지 않으면서 더 용감해질 수 있을까? 스스로 짊어진 두려움이나 근심들을 어떻게 하면 오늘부터 극복하기 시작할 수 있을까?
- 어찌할 바를 모를 때(스와디스타나 에너지가 과도하다는 징조), 어떻게 나 자신을 안정시킬 수 있을까?

얀트라 명상
천골 차크라 자각하여 깨우기

천골 차크라의 이미지인 얀트라(오른쪽 참조)에 대해 매일 명상하라. 이는 당신이 자신의 창조적 에너지들을 가장 잘 사용할 수 있게 해 준다. 규칙적인 요가 수행과 더불어 이 명상은 육체적, 정신적 유연성을 증대시킨다. 일단 얀트라를 심상화할 수 있게 되면 '더 나아가기'(오른쪽 하단 참조)를 시도해 보라.

1. 낮은 탁자를 깨끗한 천으로 덮고, 오른쪽의 얀트라를 앉았을 때 눈높이 약간 아래에 오도록 둔다. 초를 켜고 향을 약간 피워라.(77쪽 참조) 테이블 위에 싱싱한 꽃을 담은 화병을 하나 두라.

2. 편안하게 앉는다. 가급적 등을 곧게 펴고 다리를 포개고 앉아라.(24쪽 참조) 10~20회 심호흡을 한 다음, 안정되어 느리고 자연스러운 호흡이 되게 하라.

3. 눈을 반쯤 떠서 그림의 바깥쪽 진홍색의 연꽃을 보라. 6개의 꽃잎 주위를 따라 눈을 시계 방향으로 돌린다. 이는 중심에서 방사(放射)되는 천골 차크라의 에너지 패턴을 나타낸다.

4. 천천히 눈을 가운데로 모아서 흰색 초승달 모양이 되게 하라. 이것은 스와디스타나 차크라의 요소인 물을 통제하는 달과 조수를 나타낸다.

5. 천골 차크라의 운송 수단인 동물, 즉 신화상 뱀의 꼬리를 가진 악어인 마카라(Makara)를 보라. 인도 전통에서 이것은 갠지스 강의 화신인 강가(Ganga)와 연관된다.

6. 산스크리트 문자는 방(VAM)으로 읽히고, 이것은 스와디스타나 차크라의 비자(Bija), 즉 종자 소리를 나타낸다. 이 만트라를 조용히 암송하거나 부드럽게 읊조려 내면의 조율 상태를 향상시켜라.

7. 적어도 20분간 명상한 후에 서서히 눈을 뜬다. 스와디스타나 에너지에 자신을 조화시키기 위해서 매일 이 명상을 반복하라.

스와디스타나 차크라

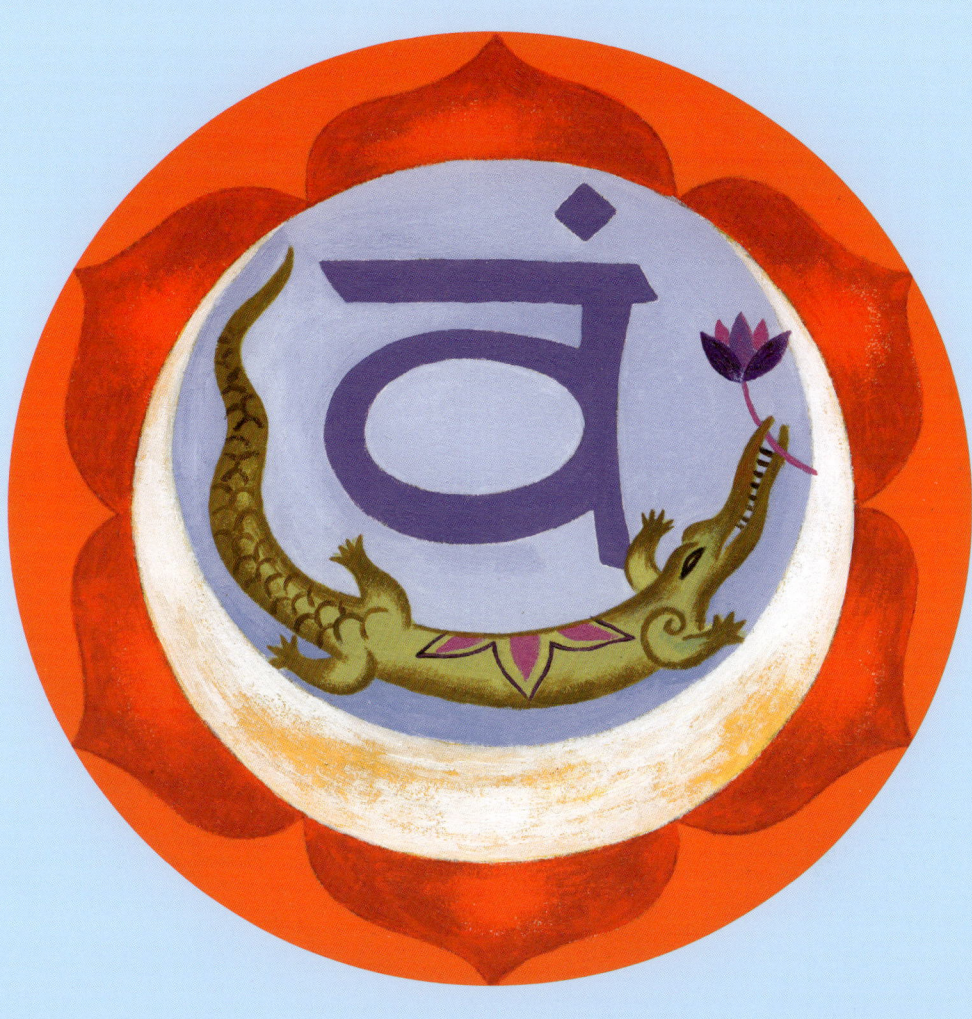

더 나아가기

얀트라를 보지 않고 심상화할 수 있을 만큼 익숙해지면, 눈을 감고 명상 자세로 앉아서 척주를 곧게 펴고 척주의 맨 아래 부분에 집중하라. 물라 반다(58쪽 참조)를 하거나 땅속으로 뻗은 뿌리를 심상화하라. 일단 뿌리내렸다고 느껴지면 초점을 위로 올려 천골에 맞추어라. 그 에너지 패턴으로 위에 있는 얀트라를 심상화하라. 바깥으로 뻗어 나가는 여섯 개의 에너지 광선을 느껴 보라. 그리고 만트라 방(VAM)을 들어라. 30분 혹은 그 이상 앉아 있어라.

요소 명상
수(水) 요소 : 물

스와디스타나 차크라의 요소인 물은 지구와 인체가 가진 액체의 본성을 보여 준다. '수 요소 명상'을 수행함으로써 당신은 이 요소의 유연하고 유동적인 에너지에 맞게 자신을 조율할 수 있다. 변화가 삶을 둘러싼 현실이라는 것을 받아들이고, 자연스럽게 흐름을 따라가듯 살 수 있는 재능에 진실로 감사하게 될 것이다.

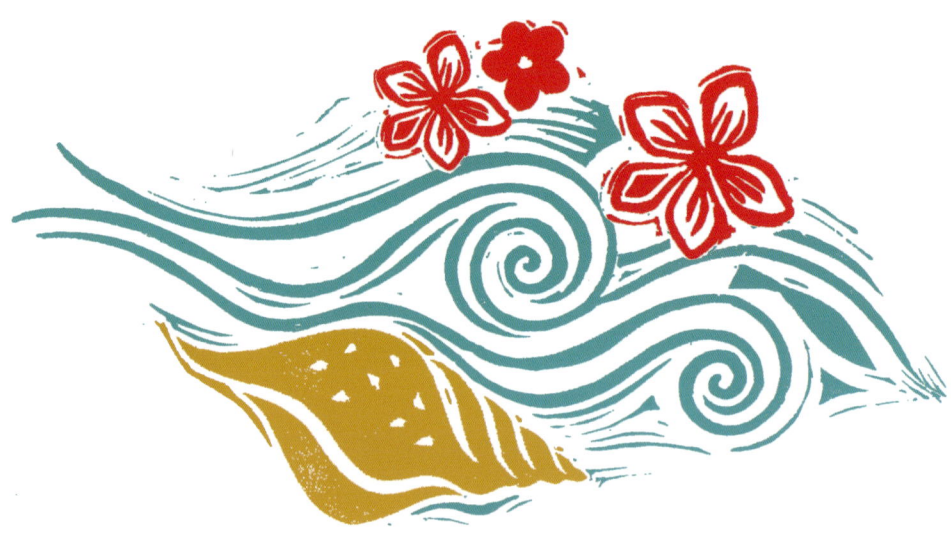

낮은 테이블을 천으로 덮고 그 위에 당신과 '수 요소'를 물질적·에너지적으로 연결해 주는 물건을 놓아라. 그중에는 바닷조개나 산호, 버드나무 줄기 또는 물 에

> "재스민이나 소라껍데기처럼 흰, 신성한 감로로 수(水)의 본질을 심상화하라.
> 이 형상은 달처럼 둥글다. '수 요소'에 의식을 고정시켜라. 모든 슬픔을 파괴하고 신체의 과도한 열을 제거해 준다.
> 물은 이 명상을 수행한 사람을 해칠 수 없다. 그는 결코 익사의 위험에 빠지지 않을 것이다. 심지어 가장 깊은 대양에서조차도."
> 『게란다 상히타 Gheranda Samhita』, 3. 72~74

너지를 가진 다른 식물이 포함될 것이다. 간단하게 물을 담은 사발을 놓아두는 것도 좋다. 종종 당신이 빠져 있는, 당신을 지배하고 있는 생각이나 감정들을 표현하는 데 도움을 줄 수 있기 때문이다. 마치 꿈을 잃어버린 것 같은 느낌을 받거나, 지나치게 흥분하거나 감정으로부터 단절된 자신을 발견한다면, 아마도 이 명상법이 상당한 가치가 있다고 느끼게 될 것이다.

그런 다음, 느긋하게 샤워를 하거나 목욕할 준비를 한다. 목욕물에 오일이나 거품제를 넣지 마라. 그 대신 물속에 있다는 체험에 초점을 맞춰라. 가능하다면 바다나 강, 또는 호수에 들어가거나 수영장에 몸을 담근다. 명상을 시작하기 직전에 큰 잔으로 물을 한잔 마시고서, 물이 몸 전체를 돌고 있는 것을 느껴라.

수 요소 명상

1. 낮은 테이블 앞에 편안한 명상 자세로 앉아, 다리를 포개고 등을 곧게 펴라.
2. 무릎이나 허벅지 위에 손등을 놓고 새끼손가락과 엄지손가락의 끝을 맞대라.(아래 사진 참조) 이것은 바루나(Varuna, 수) 무드라다. 다른 손가락들은 이완한다.
3. 눈을 감고 물의 속성을 생각하라. 마치 자신을 액체와 같은 유동체인 것처럼 느껴라.
4. 마음으로 다음과 같은 확언을 반복한다.
   "나는 꿈을 쫓는 나 자신을 신뢰한다."
   "나는 어떠한 상황이라도 은총으로 받아들인다."
   "나는 더 이상 유용하지 않은 생각들을 없앤다."
5. 적어도 30분 이상 명상한다. 그런 다음, 눈을 뜨고 다리를 스트레칭 한다.

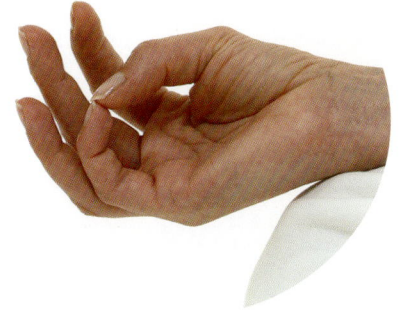

차크라와 감정
죄책감 넘어서기

스와디스타나 차크라가 닫혀 있거나 에너지의 균형을 잃게 되면, 분명한 이유없이도 죄책감에 사로잡힐 수 있다. 이 감정은 몸에 대한 수치심, 또는 성적 억압이나 다른 사람과의 감정적 단절로 나타날 수 있다. 죄책감과 그로 인한 슬픔 속에 자신이 '익사'하도록 내버려 두기보다는, 오른쪽의 연꽃 심상화를 해 보라.

모든 차크라가 연꽃으로 상징되지만, 스와디스타나 차크라는 특히 더 긴밀한 관련이 있다. 원래 연꽃은 수생식물이므로 스와디스타나 차크라의 '수 요소'에서 활짝 자란다. 진흙에 뿌리내리고 있지만 이 꽃은 결코 진흙에 더럽혀지지 않는다. 자생지는 물이지만 결코 젖지 않는다. 연꽃의 본성은 흐르는 액체지만, 빛을 향해 위로 자라나려는 결의는 비길 데 없이 견고하다. 그래서 진흙으로부터 세상에서 가장 아름다운 꽃이 피어난다.

동양의 철학자들은 인간 영혼의 본성을 주의 깊게 관찰할 때 종종 물을 예시로 든다. 영혼은 영원히 순수하기 때문에 결코 더럽혀질 수 없다고 요가 수행자들은 설명한다. 영혼은 물처럼 불결한 것들을 운반할 수도 있지만, 이 오염물들은 결코 영혼의 본성을 더러운 쪽으로 변화시킬 수 없다. 다음의 연꽃 심상화를 시작하기 전에, 몇 분 동안 이에 대해 생각해 보라.

"당신의 꿈에 어떤 물을 줄지 유의하라. 걱정과 두려움의 물을 주면
그것들은 당신의 꿈으로부터 삶을 질식시키는 잡초들을 자라게 할 것이다.
낙천주의와 해법의 물을 주면 성공을 재배하게 될 것이다."

노자, 『도덕경』

연꽃 심상화

1. 낮은 테이블 위에 연꽃 그림을 놓고, 그 앞에 명상 자세를 취하고 편안하게 앉아라.(아무 꽃 그림이라도 괜찮다.) 눈을 감고서도 여전히 그 꽃잎을 볼 수 있을 때까지 연꽃을 강렬하게 쳐다본다.

2. 삶의 비유로서 꽃을 바라보라. 진흙에서 자라났지만 꽃이 그 흙 때문에 더럽혀지지 않는 것처럼, 당신이 뿌리내리고 있는 어떠한 부정성도 당신에게 영향을 미치지 못하게 하라. 꽃이 빛에 도달하려고 분투하는 것처럼, 환경의 흐름을 따라가면서 자신의 진정한 목표가 무엇인지 알고자 하라. 물속에 서 있지만 젖지 않는 연꽃처럼 세속이 자신을 더럽게 내버려 두지 않으면서 세상에 존재하라.

3. 이 명상을 하는 동안 부정적인 생각이 일어나도 그것에 머물지 않으려 노력하라. 대신에 그 생각들을 연꽃 주위의 수면에 일어나는 거품인 것처럼 보라. 그리고 그 거품들이 하나씩 차례로 터지는 것을 지켜보라. 당신과 생각들을 동일시하지 않으면 그것들은 존재하지 않게 된다. 적어도 20분간 명상한 뒤에, 천천히 눈을 뜬다.

심상화 이해하기

연꽃 심상화는 천골 차크라가 감정적으로 점차 정화될 수 있게 한다. 규칙적으로 수행하면, 스와디스타나 에너지가 더 균형 잡히고 이 차크라가 열리기 시작한다. 그러나 이 차크라에 대해 명상할 때 다양한 성적 느낌이나 이미지를 경험할 수도 있다는 점을 주의하라. 죄책감, 정욕, 배신, 질투의 감정들은 스와디스타나 차크라의 어두운 면이다. 그리고 극단적으로 가면 곤혹스러운 이미지들로 나타날 수도 있다. 그러한 이미지나 생각들이 당신을 뒤흔들게 두지 마라. 억눌린 감정들이 의식으로 떠오르는 것은 스와디스타나 에너지가 긍정적인 방식으로 나타나는 증거다. 놀랍거나 불쾌한 생각들과 함께하는 힘이 그것들을 이기게 될 것이다. 부정적인 이미지나 생각들을 극복하고 자신을 자유롭게 풀어 주면, 삶이 틀림없이 제공할 좋은 것들을 맛볼 수 있다.

흐름을 따라서 가는 법

달은 변화의 중요성을 알려 주는 상징으로서 스와디스타나 차크라와 강력하게 공명한다. 성장을 방해하는 과거의 문제들을 놓아주거나 변화와 이행을 받아들일 필요가 있다고 느낀다면 이 상징이 특히 힘을 북돋워 줄 것이다. 익숙함, 안전, 안정(물라다라 에너지)에 대한 집착을 스스로 놓아버릴 때 비로소 자유롭게 미지의 장소들로 여행할 수 있다. 그러면 스와디스타나 에너지가 가져다줄 것에 대해서가 아니라 그 에너지 자체를 소중하게 여기는 법을 배우게 될 것이다.

다음 쪽에 나오는 달 에너지 명상은 흐름을 따라가게 도와주는데, 달이 잘 보이는 야외에서 수행하는 것이 좋다. 그럴 수 없다면 명상할 때 창을 통해서 달을 응시하라. 아니면 낮은 테이블을 깨끗한 천으로 덮고, 그 앞에 앉았을 때 시선 약간 아래에 달의 사진이나 그림이 오도록 하라. 달의 이미지가 명상의 초점이 된다.

전체 태음 주기, 다시 말해서 초승달이 뜰 무렵에서 다음 초승달이 뜰 무렵까지 매일 밤 이 명상법을 수행하는 것이 가장 효과적이다. 삶이 유기적으로 흐르고 성장하도록 촉진하는 영원한 지혜에 자신을 내맡기기 위해서 저녁에 잠자리에 들기 바로 직전에 30분 이상 명상하면 가장 좋다.

"스와디스타나 내에 반달 모양으로 된 흰색의 빛나는, 물이 많은 영역이 있다.
그리고 그 속에 가을 달처럼 순수하고 하얀 종자 만트라 방(VAM)이 한 마리의 마카라 위에 앉아 있다."
『샤트-차크라-니루파나 Shat-Chakra-Nirupana』, 15

달 에너지 명상

1. 달이 잘 보이는 장소를 골라, 등을 곧게 펴고 편안하게 앉는다. 달을 잠깐 동안 응시하면서 그로부터 온화한 에너지가 스와디스타나 차크라를 통해 흘러 들어오는 것을 느껴 본다.
2. 이제 눈을 감고서 자신이 상상할 수 있는 만큼 최대한 많은 도로들이 모이는 교차로에 있다고 상상하라. 그 교차로가 당신의 모든 희망과 꿈을 어떻게 합치는지에 대해 생각해 본다.
3. 당신을 위해서 삶의 바른길로 스와디스타나 에너지를 이끌어 달라고 잠재의식에게 부탁한다. 밀물과 썰물이 달의 영향을 받는 것처럼, 자신이 운명의 흐름을 따라서 가게 될 것이라고 믿어라.
4. "어느 쪽 길을 택하게 될 것인가?" 혹은 "나의 미래를 알 수 있었다면 어떤 일이 생겼을 것인가?"하고 당신과 더 연관되어 있다고 생각되는 질문을 스스로 물어 보라. 잠재의식이 스와디스타나 에너지를 차크라 시스템 위로 이끌게 될 것인가? 그래서 이 에너지가 심장으로 가는 길에 있는 마니푸라(태양신경총) 차크라의 힘과 합쳐지는가? 아니면 잠재의식이 스와디스타나 에너지를 차크라들의 영적인 길로부터 완전히 돌려서, 대신에 더 물질적인 길을 따라서 내려가도록 이 에너지를 인도할 것인가? 원하는 만큼 많은 가능한 길을 고려해 보라.
5. 적어도 30분간 명상을 계속하라. 그런 다음 잠자리에 들기 전에 꿈 일기장으로 사용할 수 있는 작은 수첩과 필기구를 침대 옆에 놓아두라. 꿈은 따라야만 하는 길을 결정하도록 돕는 통찰들을 가져다줄 수도 있다.
6. 아침에 일어났을 때 처음 드는 생각이나 꿈에 대해 기억나는 것은 무엇이든 적는다.
7. 한 달 정도 후에 꿈 일기장을 주의 깊게 끝까지 읽어 보고서 되풀이되는 어떠한 메시지들이나 테마들을 찾아보라. 그 꿈들이 당신에게 삶을 특정한 방향으로 이끌도록 권하고 있는가? 그 꿈들이 당신이 제기하는 자신의 미래에 대한 질문에 대답을 하고 있지는 않은가?

스와디스타나 에너지와 함께하기

스와디스타나 차크라에 대한 명상을 돕기 위한 아래의 방법들은 과거의 존재방식을 버리고 새로운 길을 모색하는 데 도움을 줄 것이다. 임신 중이거나 질병을 가지고 있다면 에센셜 오일이나 허브 차를 사용하기 전에 의사와 상담하라.

플라워 에센스

이 차크라 명상으로 드러날 수 있는 부정적 감정들을 극복하기 위해서, 명상 전에 에센스 4방울을 혀 아래에 떨어뜨려 두거나 물에 타서 조금씩 마셔라.

- **클레마티스**는 집중력을 높여 준다. 명상할 때 현실을 도피하려고 이어지는 공상을 멈추게 한다. **나팔백합**은 성과 영성을 통합할 수 있게 한다. **엘레지**는 영적 재능을 숨기지 않고 나누게 한다. **호두**는 과거에 속박되어 있다는 환영을 없애고, 길 찾기를 돕는다. **소나무**는 삶에 책임을 질 때 죄책감을 극복할 수 있게 도와준다. **버드나무**는 자기연민과 비통함을 떨쳐 버릴 수 있게 돕는다.

에센셜 오일

명상 전에 하는 목욕은 영적인 흐름을 막는 장해들을 씻어내 버린다. 1티스푼의 호호바 오일이나 스위트 아몬드 오일 또는 올리브 오일에 3~5방울의 에센셜 오일을 섞어라. 욕조를 채울 때 흐르는 물에 부어라.

- **유향**은 성장을 방해하는 에너지를 제거하고, 고요한 통찰력을 가져다준다. **파촐리**는 공상과

"하늘 아래 물보다 부드럽고 약한 것은 없다. 그러나 물이 굳고 강한 것을 공격할 때 이를 견뎌 낼 수 있는 것은 아무것도 없다. 왜냐하면 그것들은 물을 변화시킬 방법을 가지고 있지 않기 때문이다. 그러므로 부드러움은 단단함을 이기고 약함은 강함을 이긴다."
노자, 『도덕경』

잡념으로 시간을 보내는 잘못된 명상을 그만두게 한다. 명상 후에 의식이 몸으로 잘 돌아오게 한다. • **재스민**은 심장 차크라의 사랑, 정수리 차크라의 영성을 스와디스타나의 창조성과 이어 준다. • **클라리 세이지**는 시간을 초월한 신성한 상태와 관련이 있다. 호주 원주민들은 이러한 상태를 '꿈의 시대'라 부른다.(졸음을 유발할 수도 있다. 술을 삼가라.) • **스위트 마조람**은 죄책감을 덜어 주고, 금욕을 도와준다.(오레가노 마조라나를 사용하라.) • **사이프러스**는 직업 전환이나 사랑하는 사람의 죽음과 같은 삶의 중대한 변화 이후에 계속 살아갈 수 있도록 돕는다.(6개월마다 오일을 교체하라.)

수정, 보석, 원석

명상 전에 장신구로 착용하거나 차크라 옆에 두어라. 손에 쥐고 있어도 좋다.

• **산호**는 감정의 균형을 잡고 열정을 유지하도록 돕는다. • **석류석**은 몸을 둘러싼 에너지장의 균형을 잡아 준다. • **월장석**은 직관력을 높이고 감정을 고요하게 가라앉혀, 내면에 객관성을 가져다준다. • **진주**는 명상을 방해하는 부적절한 생각을 흡수한다. • **남옥**은 영적 인식을 조율한다. 물을 건너는 여행에서 보호석으로 사용된다. • **홍옥수**는 창의력을 생기게 한다. 무관심이나 작가의 글쓰기 슬럼프 같은 것을 극복하게 해 준다. • **황수정**은 천골 차크라에 쌓여 있는 감정의 응어리를 풀어 준다. 이 보석에 파촐리 오일 1~2방울을 발라라. • **석영**은 보다 높은 자아를 알기 위한 지혜와 안정감을 가져다준다.

향

• **삼목나무**와 **향나무**는 죄책감을 씻어 주므로, 특히 이 장에 있는 모든 명상법의 효과를 높인다.

정화하는 음식

물과 허브 차, 아래에 나오는 과일과 야채 주스는 신장이 몸을 깨끗이 하는 데 도움을 준다. 또한 미세 신체의 '수 요소'의 균형을 잡을 수 있도록 해 준다.

• **달콤한 과일** : 사과, 배, 복숭아, 살구, 멜론, 망고, 오렌지, 석류, 딸기, 건포도, 까치밥나무열매, 무화과. • **야채** : 물냉이, 양상추, 시금치, 오이, 토마토.

스와디스타나 에너지를 위한 요가 아사나

다음의 자세들을 정기적인 요가 세션에 포함시켜 스와디스타나 에너지를 유지하라. 그렇지 않으면 명상에 앞서 몸을 푸는 것으로 이 자세들을 활용하라. 도움이 되는 다른 자세들로는 세투 반다사나(Sethu Bandhasana, 다리 자세), 자누 시르샤사나(Janu Sirshasana, 한쪽 다리를 굽힌 앞으로 굽히기 자세), 우파비슈타 코나사나(Upavishta Konasana, 앉은 천사 자세), 찬드라사나(Chandrasana, 초승달 자세)가 있다. 수영과 훌라 춤도 유익하다.

요가 무드라(Yoga Mudra) : 에너지 결인

1. 양발을 각각 반대쪽 넓적다리에 올려놓는 파드마사나(Padmasana, 연꽃 자세)로 앉아라.(아래 왼쪽 사진 참조) 이 자세가 힘들다면 양발을 모으고 무릎을 꿇어 엉덩이를 발꿈치 위에 놓는 바즈라사나(Vajrasana)로 앉아라.

2. 주먹 쥔 양손을 넓적다리가 몸통과 연결되는 곳 위에 놓는다.

3. 숨을 깊게 들이마시고, 내쉴 때 이마를 바닥 쪽으로 가져간다.(아래 오른쪽 사진 참조) 깊게 호흡하면서 10~30초 동안 자세를 유지할 때, 천골 차크라의 에너지를 자극하는 주먹을 느껴 보라. 그런 다음 이완한다.

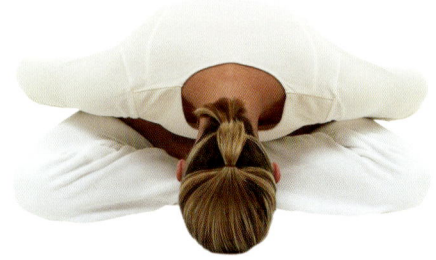

칼리아사나(Kaliasana) : 쪼그려 앉은 여신 자세

1. 어깨 넓이보다 넓게 발을 벌리고 서서, 발끝을 바깥쪽으로 45도 정도 돌려라.
2. 무릎을 굽히고 쪼그려 앉는다. 이때 무릎이 발 위쪽에 위치해야 한다. 가슴 앞에서 양 손바닥을 모으고, 팔꿈치를 사용하여 양 무릎을 바깥쪽으로 민다. 30~60초 동안 자세를 유지한 다음, 천천히 일어서라.

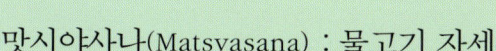

맛시야사나(Matsyasana) : 물고기 자세

1. 등을 바닥에 대고 다리와 발을 모아서 드러눕는다. 손바닥이 아래로 향하게 해서, 손을 넓적다리 아래에 놓아라. 이때 한쪽 넓적다리 아래에 한 손씩 둔다.
2. 팔꿈치를 굽혀서, 가슴을 가능한 한 높이 들어 올린다. 그런 다음, 정수리가 바닥에 닿을 때까지 서서히 머리를 젖혀라. 체중을 손에 실어서 자세를 유지한다. 머리나 목을 압박하지 않게 한다.
3. 넓게 확장된 가슴을 활용하기 위해서, 가능한 한 깊게 호흡한다. 가슴우리(흉곽)의 양옆을 물고기의 아가미로 상상하며 그것이 제대로 움직이게 하라. 산소와 프라나가 몸속으로 들어오도록 끌어당겨라.
4. 30초 동안 자세를 유지한 다음, 등을 내리고 이완한다.

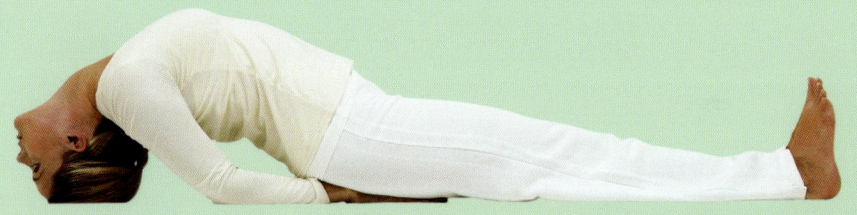

CHAPTER 3

마니푸라 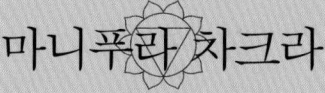 차크라

힘의 기반

차크라들을 통하여 위로 올라가다 보면 태양신경총에 있는 셋째 차크라인 마니푸라 차크라에 이른다. 이것은 배꼽 센터로 언급되지만, 대부분은 이 에너지를 배꼽과 맨 아래 복장뼈(흉골) 사이에서 느낀다.

마니푸라(Manipura)는 몸의 중심지, 즉 요새다. 산스크리트 문자 그대로 번역하면 '빛나는 보석의 도시'라는 뜻이다. 이곳은 당신의 가장 귀중한 자산, 다시 말해서 자아의식을 저장하는 곳이다. 마니푸라 차크라는 의지력과 자존감과 연관되어 있다. 여기에서부터 강하지만 아직은 유연한 자아의 경계들을 긋고 행위하고 적응하는 능력이 생긴다. 모든 변화와 개인적 성장은 이 단계에서 시작된다.

이 차크라의 에너지는 삶에서 자기 자신과 자신이 속한 상황을 변화시키는 능력으로 나타난다. '변화'는 마니푸라 차크라와 관련된 핵심어다. 그러므로 이 명상의 초점은 변화다.

마니푸라 차크라 이해하기

육체적·감정적 생존을 관장하는 하위의 두 차크라와 마니푸라 차크라를 비교해 보자. 이 차크라에는 변화와 성장을 가능하게 하는 잠재력이 있다. 변화를 일으키는 힘을 가진 이곳에는 '화(火) 요소'의 에너지인 불이 자리하고 있다. 불은 접촉하는 모든 것을 변화시켜서 가시적인 물질(하위 두 차크라의 요소인 흙과 물)을 비가시적인 열과 기체(눈에 보이지 않는 상위 차크라들의 요소들)가 되도록 만든다.

마니푸라 차크라는 시각과 연관되어 있다. 빛의 형태로 된 '화 요소'의 에너지는 사실상 우리가 무언가를 볼 수 있게 해 주는 근원이다. 그러나 이 차크라에서 말하는 '보기와 보이기'는 육체적 감각 이상의 것을 의미한다. 오직 하나뿐인 개인으로서 인정받고자 하는 인간의 포괄적인 욕구까지도 포함하기 때문이다.

태양신경총 차크라의 에너지가 막히지 않고 균형 잡혀 있으면, 스스로 독특하고 귀중하다는 자신감이 있으며 활기차진다. 사람들은 당신의 카리스마에 반응하고 성실함을 존중할 것이다.(이 차크라는 개인의 명예와 관련되어 있다.) 그들은 당신의 능력을 감지하고 당신에게 비밀을 지킬 수 있는 힘이 있다는 것을 안다. 그러나 당신이 선천적으로 비밀스럽지는 않다. 오히려 당신은 자발적이고 개방적이며 애정이 깊어서 심장 차크라로 에너지를 막힘없이 끌어올릴 수 있다. 그리고 하위의 두 차크라에 이르는 통로가 열려 있기 때문에 현실에 뿌리를 두고 있다고 느끼고 자연스러운 흐름을 따르며 살 줄 안다. 개인의 가치에 대한 강한 의식은 무절제함을 피하고 경계들을 존중할 수 있게 해 주므로, 변화를 즐기기는 하지만 일중독자가 되지는 않는다.

마니푸라 에너지의 불균형은 종종 다른 사람들을 조종하거나 그들에게 통제 당하려는 욕구를 일으킨다. 마니푸라 에너지가 과도해지면 감수성이 결핍되고 에너지가 소진된다. 에너지가 적어져서 다른 사람들을 견딜 수 없다고 느낄 수도 있다.

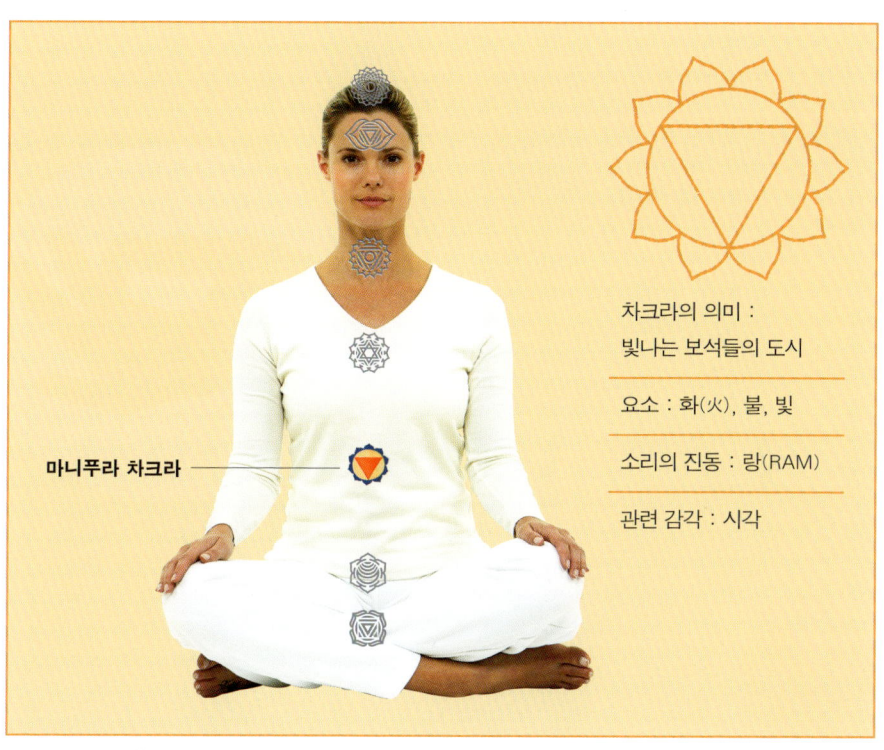

이 차크라는 자기의 권력을 확대하고 싶어 하는 횡포한 관심, 그리고 평판과 명성을 바라는 욕망의 원천을 나타낸다. 그러므로 이 차크라 에너지의 불균형은 비판적이고 호전적인 완벽주의자에 가까운 모습으로 나타날 수 있다. 곧, 허영심과 자만심뿐 아니라 (표출되든 표출되지 않든 간에) 증오와 분노로 이어질 수 있다. 태양신경총 센터의 에너지가 막혀 있으면 정서적으로 궁핍해져 다른 사람의 관심을 구하게 될 것이다. 내면의 불이 부족하면 생각을 실천하는 에너지도 부족하고 거절도 두려워지기 때문이다. 또한 자기 확신이 부족하여 우유부단해지고, 비판에 지나치게 민감해지거나 초라한 자아상을 갖게 될 수도 있다. 자신을 희생자처럼 느끼거나 심지어 우울증을 유발하기도 한다. 자신을 보호하는 힘이 부족한 사람은 자주 다른 사람들의 생각과 감정들에 상처받기 쉽다는 것을 생각해 보면 된다.

물질적 신체에서 태양신경총은 '소화의 불'이 있는 자리다. 이것은 췌장과 간을 포함한 소화기관과 근육을 관장하고, 우리 몸의 내적 항온장치로서 기능한다. 그리하여 마니푸라 차크라의 에너지 불균형은 종종 소화 문제, 음식 과민증, 혈당 문제, 당뇨, 식사 장애, 마비, 근육 경련과 연관되어 있다.

이 차크라의 에너지 흐름과 함께하면 복부에 따뜻한 불을 지피고, 당신의 생각과 꿈을 행동으로 옮기는 데 도움이 된다.

마니푸라 에너지의 균형을 바로잡는 질문

태양신경층 차크라에 관한 명상을 하면서 자신에게 다음의 질문들을 해 보라. 이 질문들은 당신이 어떻게 마니푸라 에너지를 막고 있는지 깨닫고, 어떻게 이것을 다시 균형 잡을 수 있는지 이해하는 데 도움을 줄 것이다.

- 의심과 두려움에 지배당하고 있지는 않은가? 어떻게 하면 이것들을 긍정적인 에너지로 바꿀 수 있을까?
- 결정을 내리기가 어려운가? 최종적으로 행동 방침을 정할 때, 결정을 내릴 에너지가 모자라다고 느끼는가?
- 모든 토론에서 자신이 옳아야 한다고 생각하는가?
- 정서적인 결핍감이 있는가? 항상 관심의 대상이 되어야만 하는가?
- 의지력이 부족한가? '매사를 제멋대로 하려는 사람'이 됨으로써 보상받으려 하는가?
- 다른 사람들의 생각이 내 삶을 통제하도록 허락하는가? 어떻게 하면 감정적으로 완고해지거나 지나치게 호전적인 사람이 되지 않고서 이를 멈출 수 있을까?

얀트라 명상
태양신경총 차크라 자각하여 깨우기

명상을 할 때 이 차크라의 이미지인 얀트라(오른쪽 참조)에 집중하라. 이 추상적인 심상화는 깊은 명상 상태로 이어져서 마니푸라 차크라를 여는 데 도움을 준다. 그 결과 에너지가 차크라 시스템의 위로 올라간다. 54~55쪽의 정화 기법으로 자신을 정화하고 시작하면 좋다.

1. 낮은 탁자를 깨끗한 천으로 덮고, 앉았을 때 눈높이 약간 아래에 오른쪽의 얀트라가 오도록 한다. 초를 켜고 향을 약간 피워라.(97쪽 참조)

2. 똑바로 편안하게 앉는다. 가급적 등을 곧게 펴고 다리를 포개고 앉아라.(24쪽 참조) 심호흡을 10~20회 하면서 호흡을 안정시켜라.

3. 눈을 반쯤 떠서 이 차크라의 에너지 패턴을 나타내는 10개의 푸른색 꽃잎 중 하나를 응시한다. 꽃잎 주위를 따라 시선을 시계 방향으로 천천히 돌린다. 그 푸른색이 불꽃의 가장 빛나는 부분이라고 상상하라.

4. 시간이 조금 지난 후에 '화 요소'를 상징하는 거꾸로 된 삼각형으로 시선을 옮겨라. 떠오르는 태양의 색이다. 이 차크라를 당신 자신의 '불'이라고 생각하라. 생기와 카리스마의 자리다. 붉은색 삼각형의 양 측면에 있는 발 모양의 입구에 주목하라.

5. (거세되지 않은) 숫양에 집중하여, 이것의 힘과 스태미나, 정면으로 돌진하는 능력을 숙고해 보라. 숫양은 힌두교에서 불의 신으로 여겨지는 아그니(Agni)의 탈것이다.

6. 삼각형 안의 산스크리트는 랑(RAM)으로 읽히는 이 차크라의 종자 만트라다. 형상을 응시하면서 마음속으로 만트라를 반복하라.

7. 적어도 20분간 명상을 계속한다. 이는 마니푸라 차크라의 문지기에게 문을 열어 달라고 요청하는 일이다. 에너지가 심장 차크라로 상승할 것이다. 매일 반복하라.

마니푸라 차크라

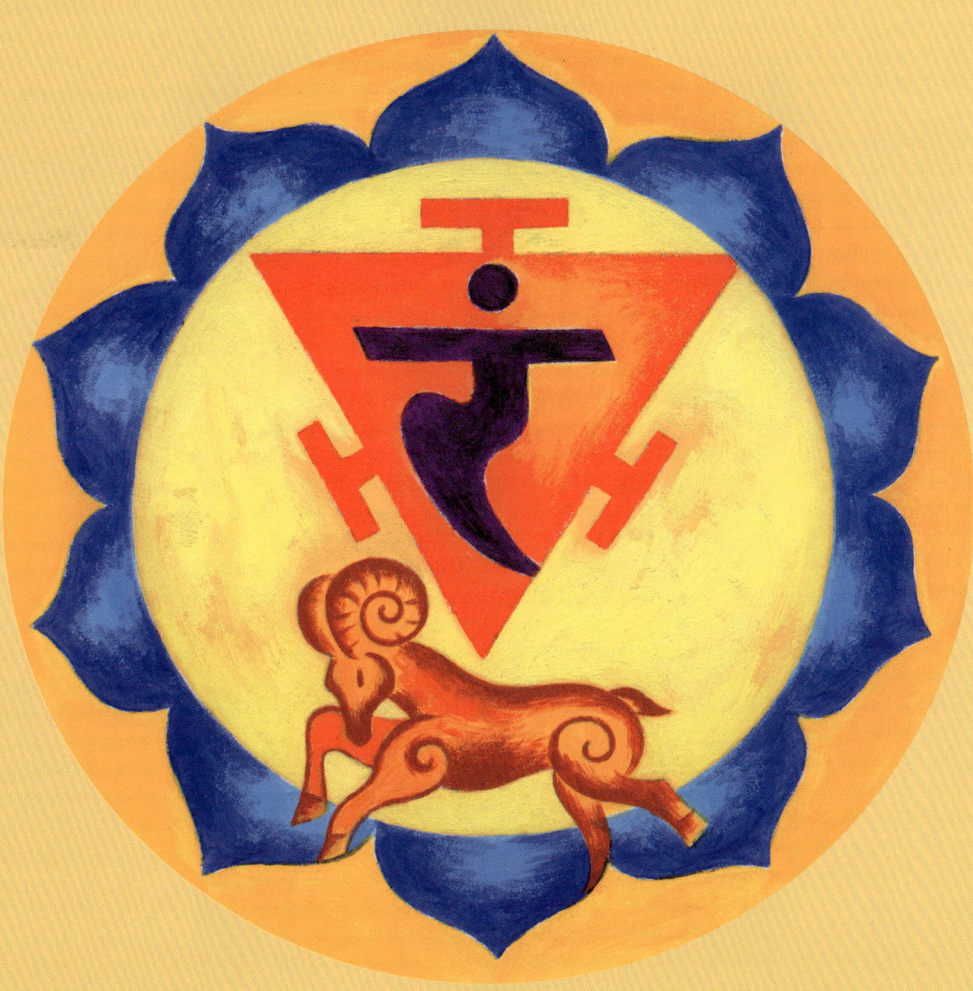

더 나아가기

얀트라를 보지 않고 심상화할 수 있을 만큼 익숙해지면, 척주를 곧게 펴고 명상 자세로 앉아서 눈을 감고 척주의 맨 아래 부분에 주의를 집중하라. 물라 반다(58쪽 참조)를 하라. 뿌리내렸다고 느껴지면 주의를 천골 부위로 올리고, 그런 다음 태양신경총으로 옮겨라. 여기에 있는 에너지 패턴으로 위에 있는 얀트라를 느껴 보라. 불꽃처럼 움직이는 에너지 광선과 바깥으로 퍼져 나가는 만트라 랑(RAM)을 감지하라. 적어도 30분간 명상하라.

요소 명상
화(火) 요소 : 불

태양신경총 에너지 센터는 상상력과 미래에 대한 전망, 행동하려는 욕구의 원천이다. 여기서 과거를 받아들이는 법을 배우고, 축적된 카르마를 '태운다.' 마니푸라 차크라의 요소인 불은 자신이 가진 정화하는 속성을 창조적으로 사용하여 부정적 성질들을 긍정적인 것들로 변화시킨다.

불이 있는 곳에서 마니푸라 차크라에 대한 명상을 수행하면 권위 있게 명령하고, 성공적으로 이끌고 단결시키고 관리하는 힘을 준다. 이 명상은 면역력도 증가시켜서 양호한 건강과 장수, 풍요로운 삶에 이르게 한다.

그러므로 가려지지 않은 불 앞에서 '불 요소 명상'을 수행하는 것이 좋다. 아니면, 낮은 테이블을 천으로 덮고서 물질적으로 당신을 '화 요소'와 연결시키는 물품을 올려 두라. 초가 필요할 것이다. 안전을 위해서 철제 쟁반이나 슬레이트 조각 위에 초를 놓아두라. 명상 공간에 천수국이나 해바라기를 담은 꽃병을 두는 것도 좋다. 명상을 시작하기 전에 펜과 종이를 가까이 두라.

"마니푸라 차크라는 새벽을 지배하는 태양처럼 찬란하고 눈부시다. 마음으로 두 시간 동안 '화 요소'에 대해 명상하는 사이에, 프라나는 안으로 끌려 들어간다. 이 명상은 깊게 배어 있는 죽음의 공포를 쫓아내 버린다. 불은 이 명상을 수행하는 사람을 결코 해칠 수 없다."
『게란다 상히타 Gheranda Samhita』, 3. 75

화(火) 요소 명상

1. 불 앞에 편안한 자세로, 가급적이면 다리를 포개고 앉는다. 등을 곧게 펴야 한다는 점을 명심하라.
2. 주먹을 쥐고 엄지손가락을 위로 세워 불을 상징하는 아그니 무드라를 하고 무릎 위에 올린다.(오른쪽 사진 참조)
3. 마음속에서 불이나 초의 온기와 힘으로 목욕을 하라. 과거의 불쾌했던 경험이나 관계에 대해 생각하라.
4. 그 기억을 종이에 써라. 핵심어들로 충분할 것이다. 그 종이의 한쪽 모서리를 조심스레 잡고 불로 가져가서 불꽃이 그것을 '삼키도록' 하라. 그 종이를 금속 쟁반이나 불 속에 떨어뜨리고 그것이 타서 재가 되는 것을 지켜본다. 그 기억으로부터 자유로워짐을 느껴라.
5. 그런 다음, 잘 사라지지 않는 현재 경험에 대해 생각해 보라. 무엇을 하고 싶은지 결정한다. 어떤 방향으로 그것을 이끌고 갈 것인가, 아니면 그것을 놓아 버릴 것인가? 앞서와 마찬가지로 계획을 종이에 쓰고 불꽃으로 그것을 태워 버려라. 그 불로 계획을 실행할 수 있는 에너지를 받는다.
6. 미래의 전망들에 대해 생각해 보라. 매우 소중히 여기는 것을 적는다. 앞서와 마찬가지로 그것을 불꽃에 넣는다. 그 불이 전망을 현실로 어떻게 변환시킬지 보여 주게 하라.(인도에서 불은 신들의 메신저다.)
7. 마음속으로 다음과 같은 확언을 반복하면서 끝낸다.

"나는 나의 부정성들을 변환의 불에 바친다."

"나의 열정은 내가 위대한 일들을 성취할 수 있게 한다."

"나는 나 자신의 권한을 요구한다. 그리고 내 삶의 모든 부분에 대해 책임을 진다."

"모험을 향한 나의 건강한 욕구는 내가 도전을 즐길 수 있게 한다."

"나의 관계들은 용기와 솔직함, 확신으로 가득 차 있다."

8. 30분 혹은 그 이상 명상한 후에 촛불을 끈다. 불어서 꺼도 된다.

차크라와 감정
분노 가라앉히기

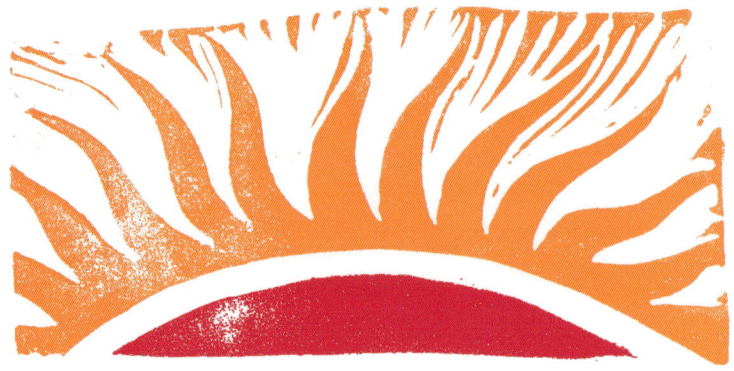

분노, 괴로움, 적의는 불타는 것처럼 붉은 마니푸라 차크라 에너지가 불균형하거나 막혔을 때 표현되는 것이다. 사소한 일들로 짜증을 내든 쉽게 화를 내거나 냉정하게 억누르든 간에, 부정적인 감정의 에너지들은 대개 여러 해 동안 태양신경총 부위에 쌓이게 된다. 인도 문헌인 『찬디파트(Chandipath)』에서는 '분노의 형태로 모든 존재들 속에 나타나는 여신'을 경배한다. 그녀는 연금술의 재능을 가지고 있어서 에고에 근거를 둔 에너지를 영적인 힘으로 변환시킬 수 있다. 오른쪽의 명상은 변화의 에너지 일부를 흡수하여 붉은색 분노를 신새벽의 장밋빛으로 바꾸는 것이다.

하루 중 언제 어디서든 이 명상을 할 수 있다. 어쩌면 정원을 손질하거나 야채를 썰거나 걷는 것과 같은 단순한 노동을 하는 동안에도 할 수 있을 것이다. 그러나 텔레비전이나 라디오, 음악은 꺼라. 손은 일하게 하고, 마음은 명상하게 하라.

"분노는 나의 음식이다. 나는 나 자신을 저녁 식사로 삼은 결과, 먹으면서 굶어죽을 것이다."
윌리엄 셰익스피어, 『코리올라누스』

분노의 원인을 발견하기 위한 명상

1. 화가 나거나 짜증스러웠던 일을 떠올려 보라. 예를 들자면 당신은 약속에 늦었고 주차할 곳을 찾을 수 없었다. 주차할 공간을 찾자마자 다른 운전자가 그곳을 차지했다.
2. 자신에게 물어 보라. "왜 나는 화가 났는가?" 분노를 자극한 것과 화가 난 근본 원인을 구분해 보라. 가령 "그가 내 주차 장소를 빼앗았기 때문"이라는 대답은 분노의 근본적인 원인이라기보다는 도화선이다. 근본 원인은 아마도 약속의 종류나 당시 마음 상태와 관계가 있을 것이다.
3. 당신을 화나게 한 것이 사람들의 행동인지, 그 상황에 대한 자신의 평가인지 곰곰이 생각해 보라. 이해를 돕자면, 버스에 앉아 있는데 갑자기 누군가가 손으로 당신의 눈을 가린다고 상상해 보라. 화를 느끼겠는가, 두려움을 느끼겠는가? 고개를 돌려서 몇 년간 못 만났던 친구를 본다면 당신의 인식이 어떻게 바뀔 것인가? 여전히 화를 느끼겠는가?
4. 이 예들을 마음에 간직하고서 매일 화가 나거나 짜증이 일어날 때마다 그 근본 원인을 분석하겠다고 맹세하라. 그러면 화를 느낄 때, "내가 왜 화를 내고 있지?"라고 자신에게 먼저 묻게 될 것이다.

명상 이해하기

이 명상은 분노를 억누르려는 것도 아니고, 그것을 가라앉히는 방법들을 가르치거나 단순히 부정적인 경험을 받아들이도록 용기를 북돋우려는 것도 아니다. 이 명상의 목적은 분노의 내적 원인을 찾아서 변화시키는 데 도움을 주는 것이다. 몇 주 동안 이것을 수행하여 분노와 짜증에 더 이상 휩쓸리지 않게 되었을 때, 이러한 감정들이 어떻게 녹아서 사라지는지 주목하라. 대부분은 그들의 분노가 공감의 느낌으로 대체되는 것을 깨닫는다. 이 공감은 태양신경총 차크라에서 다른 사람들과 에너지적으로 연결되어 나타나는 것이다.

감각 명상
변화의 힘이 있는 먹기

우리는 하루에도 몇 번씩 무언가를 먹지만 대부분 맛이나 냄새와 같은 먹는 감각에는 집중하지 않는다. 대신 텔레비전에 집중하거나 친구들과 잡담을 나눈다. 그러면서 다른 일이나 집안 문제들로 마음을 쏠리게 하거나 먹기를 서둘러 끝낸다. 이러한 태도는 마니푸라 차크라 에너지의 불균형으로 이어지곤 한다.

마니푸라 차크라는 몸이 가진 변형 에너지의 중심일 뿐 아니라 소화를 담당하는 불의 자리다. 이 차크라는 들어오는 것은 무엇이든지, 그것이 음식이건 생각이건 '소화'하고 흡수한다. 이러한 변환 없이는 몸과 마음, 감정들의 필수적인 영양분을 흡수할 수 없다.

먹기 명상은 당신을 이 에너지와 접촉하게 하고, 매우 물질적인 방식으로 삶의 중요 요소들에 닿도록 연결시킨다. 먹는 동안 이것을 명상이라고 의식하지 않으려 해 보라. 오히려 먹는 행위 자체가 당신을 고대의 영적 수행법과 이어 주는 명상의 한 형태가 된다고 느껴라. 명상으로서의 먹기는 기독교에서 성찬을 받는 것에서부터 힌두이즘에서 음식을 신의 정수로 변화시키는 프라사드(Prasad)에 이르기까지 수많은 종교에서 의례화되었다. 아침엔 혀의 맛봉오리(미뢰)에 생기가 있어 이러한 명상을 하기 좋다.

> "먹기의 과정은 신성하다. 음식 그 자체는 신성하다. 먹고 있는 자는 신성하다.
> 그러므로 먹기는 먹는 자가 신성한 공물을 신으로 만드는 과정이다. 공물을 먹어치우는 불(소화) 또한 신성하다.
> 그러므로 행위하는 모든 곳에서 신을 보는 자, 그 자는 그 신성한 상태에 도달한다."
> 『바가바드 기타 Bhagavad Gita』, 4. 24

먹기 명상

1. 다른 질감을 가진 세 조각의 과일을 접시에 담아라. 예를 들어, 파인애플이나 감귤류의 과일(귤, 레몬, 오렌지 등), 잘 익은 바나나, 달콤한 포도나 아삭한 사과 한 조각씩. 좋아하는 과일만 고르지는 마라. 덜 맛있다고 여기는 과일을 포함하면 재밌을 것이다. 텔레비전이나 음악과 같이 정신을 산란하게 만드는 것들은 끈다.

2. 숨을 복부까지 들어가도록 깊게 쉬어서 자신에게 집중한다. 자기 자신과 명치에 있는 배고픔의 원천, 즉 마니푸라 차크라를 연결시키기 위해 호흡을 사용하라.

3. 과일 한 조각을 쳐다보면서 그것의 색상, 모양, 질감을 관찰한다. 그런 다음 집어서 손으로 느낄 수 있는 촉각을 즐겨라.

4. 눈을 감고 과일을 입술로 가져가서 향기가 어떤지 알아차려라. 입술에 그것이 닿으면 태양신경총에 있는 에너지가 자극되기 시작한다.

5. 과일을 깨물어 아삭한지 부드러운지 알아차려라. 맛이 마음에 들면 몸의 구석구석까지 퍼지는 즐거운 감각들을 따라가라. 덜 좋아하는 맛이라면 긴장감의 물결들이라도 관찰하라.

6. 이제 삼키고 싶은 충동을 억제하면서 천천히 씹어라. 맛의 강렬함에서 오는 즉각적인 변화를 알아차려라. 씹는 행위가 태양신경총에 미치는 영향을 관찰하라. 몇 차례 깊게 호흡하기 위해 가끔 멈추어 가며 한 입마다 20~30차례 씹어라. 삼킬 때 음식이 식도 아래로 내려가서 위장에 들어가는 것을 느껴라.

7. 마지막으로 과일이 소화되고 흡수되는 것을 심상화하라. 영양소들을 몸의 여러 부위로 배분하는 태양신경총 차크라의 에너지를 마음속으로 보라. 남은 과일로 3~7단계를 반복한다.

8. 이 명상을 40일간 매일 반복하라. 사용하는 음식을 다양화하라. 신선한 과일뿐만 아니라 올리브와 건포도, 때로는 감자칩 같이 물기가 없거나 맛없는 간식들도 시도해 보라.

차크라의 힘   CHAKRA MEDITATION

회전하기 명상
회전하여 고요해지기

마니푸라 차크라는 몸에 작용하는 중력의 중심이다. 회전하기 명상은 움직임을 통해서 그 움직임에 더 집중하게 해 준다. 돌면서 명상을 할 때 느껴지는 현기증, 메스꺼움, 통제력 상실의 두려움 등의 한계를 초월하여 당신은 단순한 움직임 속에서 자신에 대한 믿음을 버리게 될 것이다. 마음의 재잘거림으로부터 자유로워지기 위해 회전을 하다 보면 강력한 병치 상태, 즉 외적인 에너지 운동으로부터 내적인 깊은 고요함이 나온다.

밤이든 낮이든 상관없이 회전하기 명상을 수행하라. 잔디가 무성한 정원이나 가구가 없는 방이 이상적이다. 이 명상을 하기 전으로 3시간 동안은 먹거나 마시지 마라. 맨발을 하고 면으로 된 헐렁한 옷을 입어라.

회전하기 명상

1. 발을 약간 벌리고 서서 가슴 위로 양팔을 교차한다. 오른손을 왼쪽 어깨 위에, 왼손을 오른쪽 어깨 위에 놓는다. 왼팔이 위에 온다는 점을 명심하라.

2. 눈을 감고 몇 차례 호흡하라. 생기가 태양신경총으로 들어가도록 깊게 호흡한다. 회전하는 동안 현기증이 느껴지면 언제든 중앙에 있는 이 자세로 돌아오라.

"색을 볼 수 있게 만드는 것은 빛이다. 밤에는 빨강색, 초록색, 적갈색이 당신의 시야에서 사라진다. 그와 마찬가지로 빛은 어둠에 의해서 알려진다. 감춰진 모든 것은 그에 반대되는 것들에 의해 보이게 된다."

루미(Rumi), 『마드나위 Mathnawi』

마니푸라 차크라

3. 눈을 반쯤 뜨고 바닥을 응시하라. 천천히 팔을 펼치고, 관성을 이용하여 반시계 방향으로 회전하기 시작한다. 그 회전이 상체에서 시작해서 아래로 다리까지 이어지게 한다. 태양신경총을 중심점으로 하여 오른쪽에서 왼쪽으로 회전한다.
4. 왼손 손바닥이 위로 향하고 오른손 손바닥이 아래로 향하게 해서, 양팔을 어깨에서부터 양 옆으로 곧게 쭉 뻗는다. 에너지가 보다 높은 곳으로부터 위를 향한 손바닥으로 들어와서, 어깨를 가로질러 다른 쪽 손바닥을 통해 아래로 흘러내려 땅으로 들어간다고 심상화하라.
5. 중심점으로 왼발을 바닥에 대고 유지하라. 그리고 오른발을 사용해서 짧은 스타카토 걸음으로 회전 운동을 하라.(대장간의 망치질처럼 느린 리듬감을 유지하라.)
6. 서서히 속도를 높여라. 속도가 빨라지면 몸을 에너지 소용돌이로 경험할 수도 있다.
7. 회전할 때 균형을 유지하기 위해서 의식을 태양신경총으로 되돌려 유지하라. 그러나 넘어지지 않을까, 걱정하지 마라. 몸을 이완된 상태로 유지하면, 설령 넘어지더라도 부드럽게 착지할 수 있을 것이다. 그때는 대지가 당신의 에너지를 흡수하도록 하라. 태양신경총이 대지와 접촉할 수 있게 배를 바닥에 대고 잠깐 엎드려 있으라. 그리고 일어서서 회전을 다시 시작하라.
8. 처음에는 1분간 회전하라. 수행을 하면서 15분까지 늘려 나가고, 마지막에는 1시간까지도 한다.
9. 회전을 마쳤을 때 양팔을 가슴에서 교차하여 중앙에 바로 선 자세(왼쪽 사진 참조)로 돌아오라. 그런 다음, 앉아서 고요한 마음과 태양신경총에 있는 힘을 관찰하라.

마니푸라 에너지와 함께하기

다음의 방법들은 의지를 발휘하여 소망을 실현시키려고 할 때 마니푸라 차크라를 도와준다. 태양신경총은 힘의 자리이고, 힘은 타락하기 쉽기 때문에 감정들을 정화하기 위해 충분한 도움을 주는 것이 아주 중요하다. 임신 중이거나 질병을 앓고 있다면, 에센셜 오일을 사용하기 전에 의사와 상담하라.

플라워 에센스

명상을 하기 전에 플라워 에센스를 마시면, 마니푸라 에너지와 함께할 때 겉으로 드러날 수 있는 부정적 감정들을 극복하는 데 도움이 된다. 혀 아래에 4방울을 떨어뜨리거나 물에 타서 조금씩 마셔라.

- **물꽈리아재비**는 마니푸라 차크라를 달래고 가라앉혀서 불안감을 누그러뜨린다. **미나리아재비**는 어두운 생각을 밝게 하고 자신감과 자기만족감을 길러 준다. 알려지면 좋을 재능들을 깨닫게 해 준다. **봉선화**는 조바심과 성마름을 고요하게 가라앉힌다. 극도의 피로를 겪지 않고 삶의 체험이 깊어지도록 돕는다. **장미**와 **샤론**은 분노의 파동을 변화시키는 데 도움을 준다. 감정을 표현하지 않을 때 쌓일 수 있는 긴장을 서서히 풀어 준다.

에센셜 오일

명상 전에 정화하는 목욕을 하기 위해서 1티스푼의 호호바 오일이나 스위트 아몬드 오일 또는 올리브 오일에 3~5방울의 에센셜 오일을 섞어서 욕조를 채울 때 흐르는 물에 부어라. 아니면 다음의 오일들을 사용하라.

- **카모마일**은 좌절하여 쌓일 수 있는 태양신경총의 긴장을 완화시킨다. '명랑한' 성격을 고무시

"마니푸라 연꽃에 대해 명상하는 자는 끊임없이 행복하다."
『쉬바 상히타 Shiva Samhita』, 5. 81

킨다. • **베르가모트**는 정체된 에너지를 밖으로 방출하는 데 도움이 된다.(FCF 등급의 오일을 사용하라.) • **노간주나무**는 불편함이나 두려움을 느낄 때 진정시켜 준다. 명상 전에 부정적인 에너지를 제거한다. 목욕용으로 5방울을 1티스푼의 올리브 오일에 섞어라. • **회향풀**은 영적 보호막 역할을 한다. 명상하는 데 취약하다면 디퓨저에 1방울을 넣고 태워라. 1스푼의 올리브 오일에 회향풀·캐러웨이·오렌지·마조람 오일을 2방울씩 섞어 목욕용 오일을 만들어라. • **페퍼민트**는 마니푸라 에너지를 균형 잡고, 이행과 변화를 가능하게 한다. 지나친 자만심과 열등감을 가라앉힌다.

수정, 보석, 원석

명상 전에 장신구로 착용하거나 차크라 옆에 두고 있어라. 손에 쥐고 있어도 좋다.
• **사금석**은 마니푸라 에너지의 균형을 잡도록 도와준다. 건강과 행복을 증진시킨다. • **토파즈**는 관점을 열어 주고 개방적인 마음이 될 수 있도록 균형을 잡아 준다. 자신감을 고무하고 변화를 촉진시킨다. • **황수정**은 자신감을 높여 자신의 능력을 사용할 수 있게 한다. 정체된 에너지를 풀어 주기 위해 태양신경총 위에 놓아두라. • **블루 사파이어**는 화를 누그러뜨린다. 이 보석에 카모마일 오일 1방울을 발라 주라. • **벽옥**은 마니푸라 차크라와 아나하타 차크라를 정렬하는 데 도움을 준다. • **루비**는 소화력을 증진시킨다. 긍정적인 방향으로 의지를 발달시킨다.

향

• **백단**은 마니푸라 에너지를 조율하고 보살펴 준다. • **나그 참파**는 명상이 잘되도록 차분하게 해 준다. • **용혈(龍血) 수지**는 보호 에너지를 증폭시키고, 공(空) 에너지를 신성하게 한다. 숯불 위에 올려놓고 피워라.

영양을 좋게 하는 음식

다음의 향신료는 내면의 불을 피워 주고, 씨앗은 과도한 열을 식혀 주며, 탄수화물을 포함한 식품은 몸을 유지할 수 있게 도와준다.
• **향신료** : 흑후추, 카옌고추, 정향, 생강. • **씨앗** : 회향씨, 아니스씨, 큐민씨, 아마인(아마씨), 해바라기씨. • **복합탄수화물 식품** : 쌀, 오트밀, 기장, 파스타, 빵, 뮤즐리.

마니푸라 에너지를 위한 요가 아사나

요가나 명상을 하려고 앉기 전에 다음의 요가 자세들을 활용해 마니푸라 에너지의 균형을 잡아라. 더 나아가 에너지를 활성화시키기 위해서 무릎을 꿇고 앉는 자세인 바즈라사나(78쪽 참조)로 이 장의 명상법들을 수행하라. 조깅, 벨리 댄스, 훌라후프 돌리기, 윗몸일으키기도 시도해 보라.

ⓐ 파리브릿타 트리코나사나(Parivritta Trikonasana, 비튼 삼각 자세)

1. 1미터 가량 발을 벌리고 선다. 양팔을 어깨 높이에서 양옆으로 곧게 쭉 뻗어라. 왼발을 오른쪽으로 약간 돌린 다음, 오른발을 오른쪽 90도로 완전히 돌린다.
2. 상체를 오른쪽으로 돌려서 왼손을 오른발의 바깥쪽(또는 요가 블록)에 놓는다. 오른팔을 쭉 뻗어서 올리고, 고개를 돌려 오른손을 바라본다. 1분간 유지한다. 왼쪽으로도 반복한다.

ⓑ 아르다 맛시엔드라사나(Ardha Matsyendrasana, 척주 반비틀기 자세)

1. 무릎을 꿇어 발꿈치 위에 엉덩이를 대고 앉는다. 엉덩이를 발의 왼쪽으로 떨어뜨려라. 오른발을 왼쪽 무릎의 바깥쪽 바닥에 수평이 되도록 내려놓는다.
2. 왼팔을 위로 쭉 뻗어 올려서 오른쪽 무릎을 감싼다. 왼손으로 오른쪽 발목을 잡는 것을 최종 목표로 하라. 오른손을 오른쪽 엉덩이 뒤에 놓고 오른쪽 어깨너머를 바라보라. 30~60초 동안 자세를 유지한다. 반대 방향으로도 반복한다.

ⓒ 파리브릿타 웃카타사나(Parivritta Utkatasana, 비튼 의자 자세)

1. 발과 무릎을 모으고 똑바로 선다. 의자에 앉는 것처럼 무릎과 엉덩이를 굽힌다. 왼쪽으로 가슴을 열어라.
2. 가슴 앞에 양 손바닥을 모은다. 오른쪽 팔꿈치로 왼쪽 무릎의 바깥쪽을 밀어라. 고개를 돌려 위를 쳐다본다. 반대쪽으로도 반복한다.

마니푸라 차크라

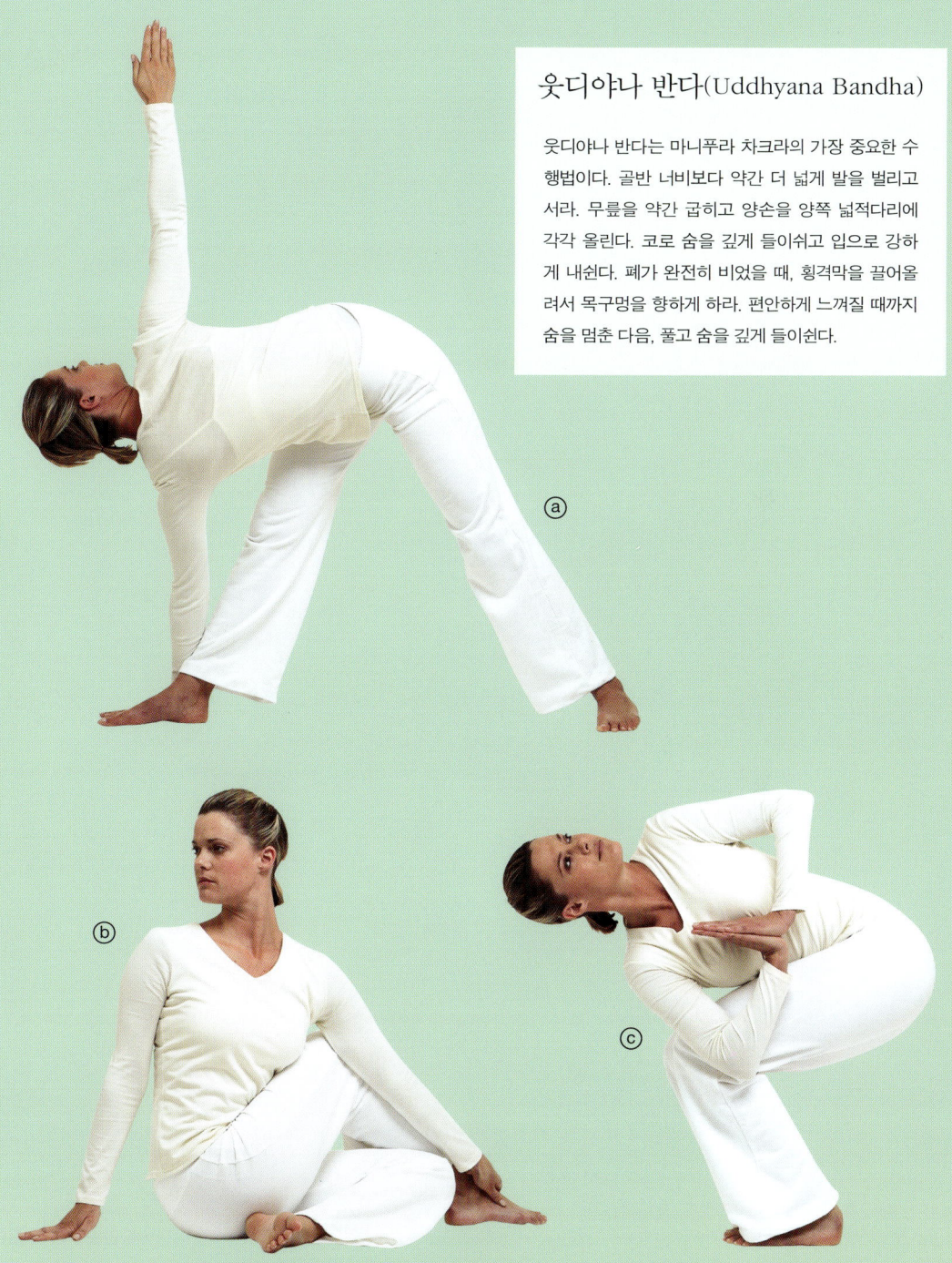

웃디야나 반다(Uddhyana Bandha)

웃디야나 반다는 마니푸라 차크라의 가장 중요한 수행법이다. 골반 너비보다 약간 더 넓게 발을 벌리고 서라. 무릎을 약간 굽히고 양손을 양쪽 넓적다리에 각각 올린다. 코로 숨을 깊게 들이쉬고 입으로 강하게 내쉰다. 폐가 완전히 비었을 때, 횡격막을 끌어올려서 목구멍을 향하게 하라. 편안하게 느껴질 때까지 숨을 멈춘 다음, 풀고 숨을 깊게 들이쉰다.

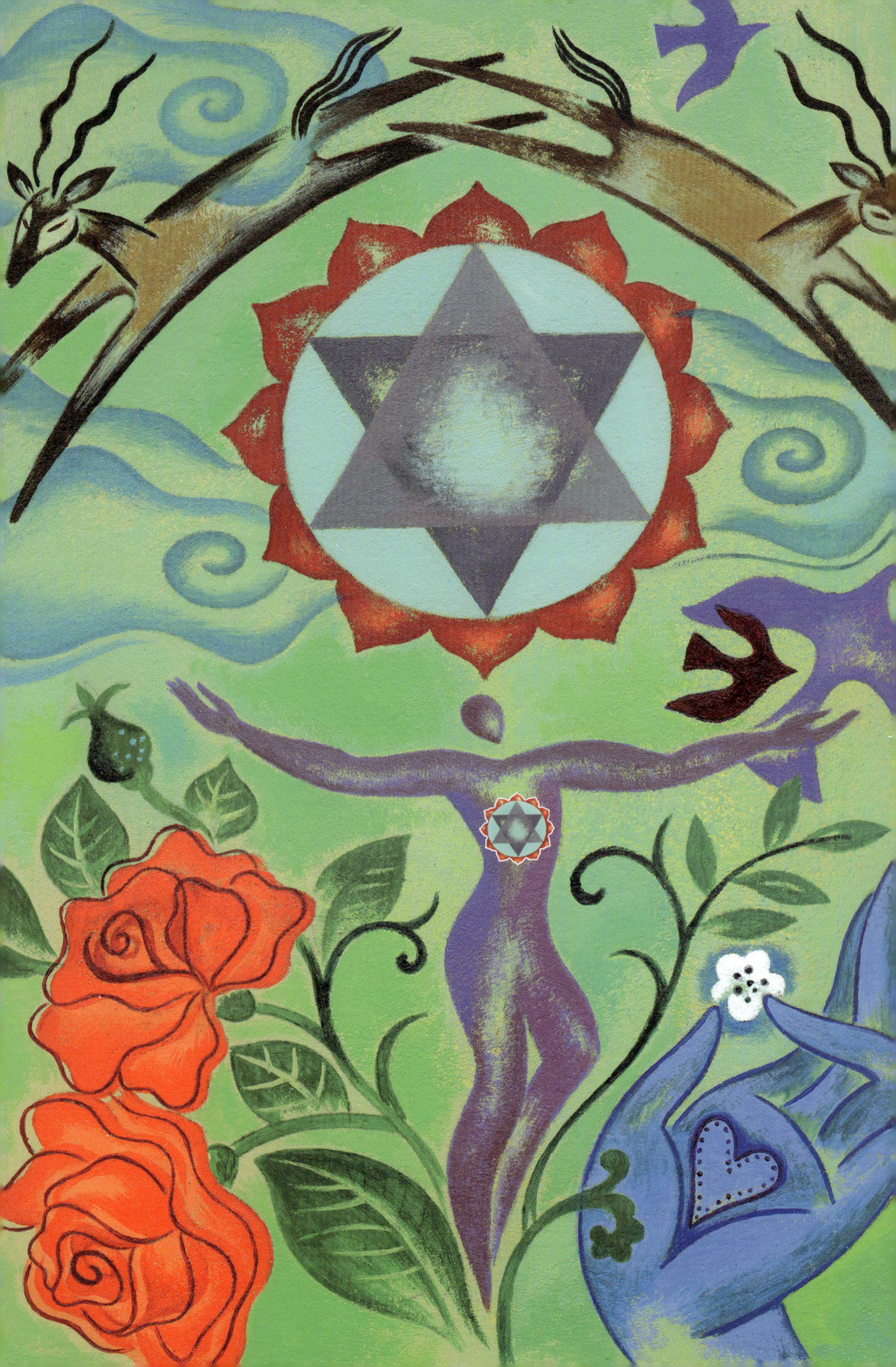

CHAPTER 4

아나하타 차크라

심장 센터

심장 차크라는 차크라들 중에서 가장 복잡하고, 그만큼 가장 많이 언급된다. 미세 신체의 에너지 센터에 있으면서 물질적 영역과 영적 영역을 연결한다. 심장 센터는 상위의 차크라들로부터 내려오는 보다 높은 에너지를 변환하여 하위의 차크라들 속으로 들어가게 한다. 상위의 차크라들을 아래로 내려가게 해서, 물질적으로 나타나게 하는 것이다. 동시에 하위 차크라들로부터 오는 단단한 에너지를 보다 미세한 형태로 변환하여서, 위로 올라간 미세 에너지가 생각, 사고, 영감으로 나타나게 한다.

산스크리트인 아나하타(Anahata)는 문자 그대로 '(맞거나 상처입지 않고) 온전한'이라는 뜻이다. 악기처럼 '만져질' 때, 다시 말해서 현처럼 튕겨지거나 건반처럼 쳐질 때 이 차크라는 보이지는 않지만 아스트랄적 조화들을 낳는다고 한다. 이 장의 가장 중요한 목표는 당신이 다른 사람에게 손을 내밀어 접촉하도록 고무하고, 결국 스스로 삶의 즐거움에 감동하게 만드는 것이다.

아나하타 차크라 이해하기

차크라 시스템을 따라 올라가 심장 차크라에 이를 때, 우리는 비가시적인 요소와 연관된 주요 에너지 센터들을 만나게 된다. 그중 첫 번째인 '풍(風) 요소'는 액체나 고체가 아닌 모든 기체를 말한다. '풍 요소'는 매 호흡마다 함께 들이쉬는 비물질적인 에너지인 프라나를 포함하고 있다. 이 프라나는 흔히 '생명 유지에 필수적인 공기' 또는 '생기'로 언급된다. 이 요소는 또한 심장 차크라에 자신의 자리를 가지고 있다. 더욱이 아나하타 차크라는 변화를 상징하는 '바람'의 본원지다. 이 차크라는 두려움, 죄책감, 수치심, 분노와 같은 하위 차크라들의 부정적 감정들을 쓸어버리거나 소멸시키는 능력이 있다.

심장 차크라의 에너지가 잘 흐른다면, 하위 차크라들에 토대를 두고 있으면서도 '새처럼 자유롭다.'는 느낌을 가질 수 있을 것이다. 당신은 인정 많고 관대하고 희망으로 가득 찬다. 뿐만 아니라 정서적인 자율성이 높아져서 자신을 바르게 받아들이고 다른 사람을 믿을 수 있게 된다. 촉감은 아나하타 차크라와 연관된 감각이기 때문에 당신이 다른 사람들에게 잘 접근할 수 있게 하고, 사람과 경험들이 당신에게 닿을 수 있게 한다.

접촉의 충동은 심장에서 시작한다. 사랑하는 능력은 (물리적으로나 비유적으로) 접촉에 대한 개방성으로 간주될 수 있을 것이다. 차크라 시스템은 인도에서 비롯된 관념이지만, 많은 전통에서 치료사들은 '접촉'으로 치유할 뿐만 아니라 심장 센터로도 치유한다. 건강한 심장 차크라는 깊고 지속적인 치유를 보장하기 때문이다. "사랑은 모든 것을 정복한다."는 말을 생각해 보라.

심장 차크라는 생각을 물질적 실재로 변환시키는 데 필수적인 역할을 한다. 반대의 경우도 마찬가지다. 생각과 일들이 언제나 긍정적인 것은 아니기 때문에, 심장 차크라는 불쾌한 경험을 일으켜서 부정적인 생각의 패턴을 날조할 수도 있다.

아나하타 차크라

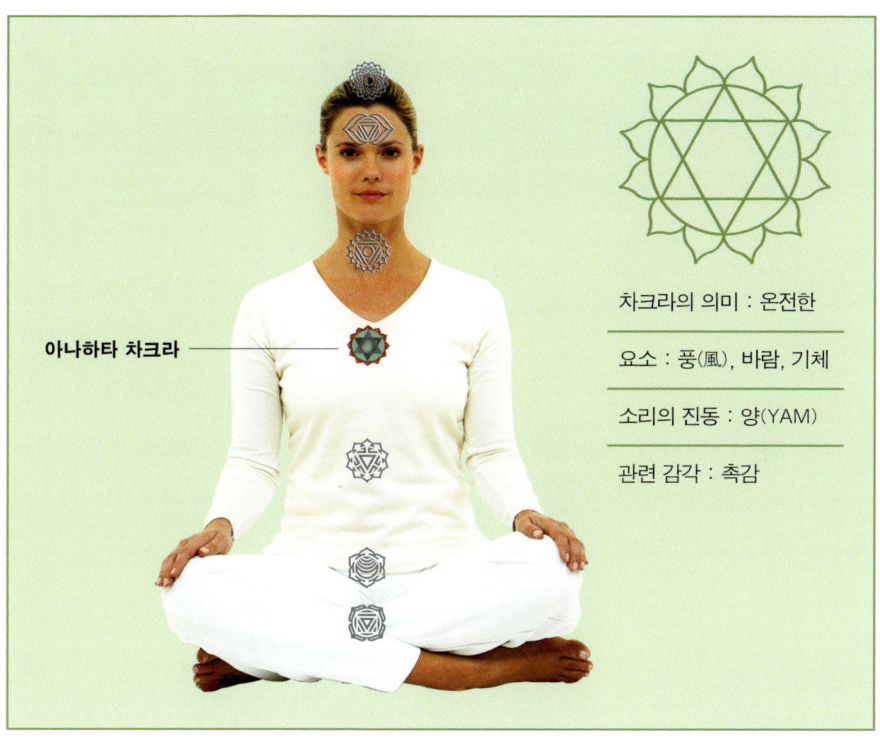

아나하타 차크라

차크라의 의미 : 온전한

요소 : 풍(風), 바람, 기체

소리의 진동 : 양(YAM)

관련 감각 : 촉감

심지어 부정적인 생각들을 육체적 질병으로 바꾸기도 한다. 심장 차크라에서 에너지 흐름이 과도해지면, 지나치게 '공기처럼' 되어 버린 에너지가 흩어질 수도 있다. 이 에너지를 대지로 내려오게 하기는 어려운 일이다. 이렇게 되면, 외로움과 고립감을 느끼고 상처 입는 것을 두려워하기 쉽다.

다른 한편, 아나하타 에너지가 활발하지 않거나 부족하게 되면 괜히 심각해지고 기쁨이 부족하다고 느끼게 된다. 또한 소유욕이 강해져 심한 질투나 집착에 빠지거나 이기적인 상태에 있게 될 것이다. 아나하타 차크라가 불균형한 사람은 종종 감정적으로 불만족스러워하거나 자의식이 강하거나, 심지어 반사회적인 감정을 느끼기도 한다.

물질적 신체의 측면에서 아나하타 차크라의 에너지는 심장과 폐를 관장한다.

이 에너지가 불균형하게 되면 천식이나 폐렴, 기관지염, 윗등이나 어깨의 통증, 심지어 폐암이나 유방암 같은 질병에 걸릴 수도 있다.

'상심'은 심장 차크라가 정지되었다는 신호다. 이혼이나 죽음, 학대, 포기, 배신은 모두 이러한 유형의 감정적 무감각을 야기한다. 왜냐하면 견딜 수 없는 고통을 맞닥뜨린 심장 차크라는 스스로 바리케이드를 쳐서 다른 차크라들과의 소통을 단절하고, 그 결과 당신은 오직 '풍 요소'로만 채워진 공허함을 느끼는 상태가 되기 때문이다.

명상을 통해 심장 차크라를 깨울 때, 부정성으로부터 자신을 보호해 주고, 자신에 대한 사랑뿐 아니라 다른 사람들의 에너지에 민감하게 반응하도록 해 줄 진정한 힘이 어떻게 발달하는지 주목하라. 이 차크라를 열어서 에너지를 위로 상승시키려 한다면 용서와 연민, 그리고 무조건적인 사랑이 절대적으로 필요하다.

아나하타 에너지의 균형을 바로잡는 질문

심장 차크라에 관한 명상을 하면서 자신에게 다음의 질문을 해 보라. 이 질문들은 당신이 어떻게 아나하타 에너지를 막고 있는지 깨닫고, 어떻게 이것을 다시 균형 잡을 수 있는지 이해하는 데 도움을 줄 것이다.

- 마음속의 감정을 솔직하게 표현하는가? 그렇지 않다면 이유는 무엇인가?
- 다른 사람들이 나의 정서적 욕구들을 충족시켜 주기를 기대하는가? 그렇다면 왜 그러한가?
- 깊고 진정한 치유를 어떻게 시작할 수 있을까?
- 그 치유 과정에 어떻게 다른 사람들을 포함시킬까?
- 부정적인 집착들을 가지고 있지는 않은가? 그렇다면, 어떻게 그것들을 버릴 수 있을까?
- 계속해서 깊은 슬픔에 얽매여 있지는 않은가? 그렇다면, 어떻게 이것을 놓아줄 수 있을까?

얀트라 명상
심장 차크라 자각하여 깨우기

심장 차크라의 이미지인 얀트라(오른쪽 참조)에 대해 명상함으로써 이 차크라가 어떻게 몸의 에너지 균형점을 형성하는지 느낄 수 있다. 얀트라 명상을 수행하면서 심장과 머리, 남성과 여성, 물질적 욕망과 영적 갈망 사이의 균형을 느껴라.

1. 낮은 탁자를 깨끗한 천으로 덮고, 앉았을 때 눈높이 약간 아래에 다음 쪽의 얀트라가 있게 한다. 초를 켜고 향을 약간 피워라.(115쪽 참조)

2. 똑바로 편안하게 앉는다. 가급적 등을 곧게 펴고 다리를 포개고 앉아라.(24쪽 참조) 10~20회 심호흡을 한 다음, 호흡을 안정시켜라.

3. 눈을 반쯤 떠서 그림의 바깥쪽 테두리를 응시한다. 12개의 진홍색 꽃잎을 따라서 시계 방향으로 시선을 천천히 돌린다. 꽃잎들은 중심에서 방사되는 이 차크라의 에너지를 보여 준다. 그 이미지를 생각과 마음에 새겨라.

4. 안으로 시선을 옮겨 아나하타의 요소인 바람과 연관된 육각별 형상을 보라. 이 별의 뿌연 색상을 관찰한다. 여섯 꼭짓점을 상하·전후·좌우의 여섯 방위와 연결시켜라. 별의 삼각형들이 어떻게 교차하는지 보라. 위로 향한 삼각형은 수동적인 남성 에너지인 쉬바(Shiva)를 나타낸다. 아래로 향한 삼각형은 활동적이고 창조적인 여성 에너지인 샥티(Shakti)를 상징한다.

5. 활동적으로 뛰어오르는 사슴을 보라. 당신이 진심으로 기쁠 때 그러는 것처럼, 이 사슴은 언제나 즐거움으로 뛰어오른다. 그러나 인도의 전설에서 사슴은 자신의 향기에 도취되어서 쉼 없이 그 향기를 찾아 달린다. 행복한 마음이 들 때, 당신 역시도 세속적인 욕망을 쫓아가는 자신을 발견하지 않는가?

6. 이제 양(YAM)으로 읽히는 산스크리트 문자를 응시하자. 이것은 바람인 '풍 요소'의 만트라다. 모든 감정적 매듭을 풀고 보다 상위의 차크라들로 에너지를 상승시키기 위해서 조용히 이 만트라를 반복하라. 매일 20분간 계속하라.

아나하타 차크라

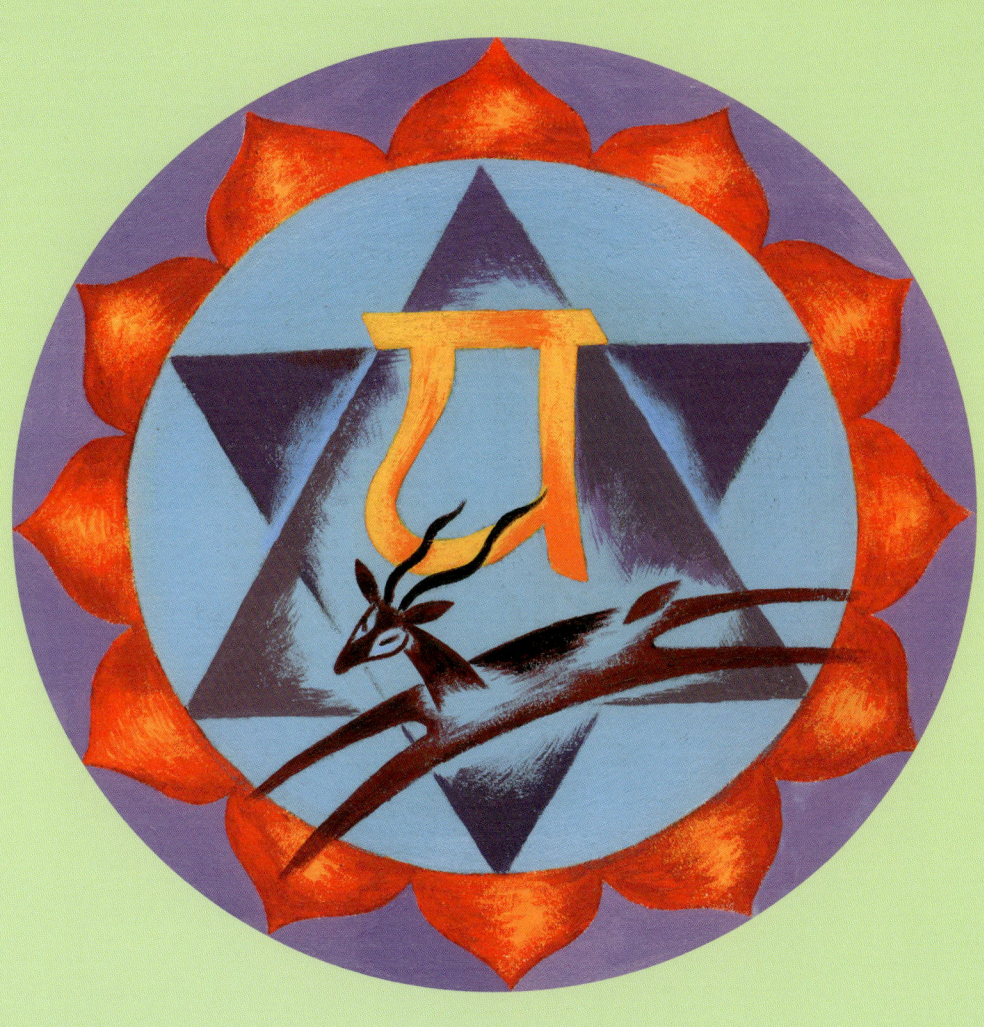

더 나아가기

얀트라를 보지 않고 심상화할 수 있을 만큼 익숙해지면, 척주를 곧게 펴고 명상 자세로 앉아서 눈을 감고 심장 차크라에 주의를 집중하라. 가슴 안의 에너지 패턴으로 위에 있는 얀트라를 심상화하라. 그리고 12개의 밝게 빛나는 에너지 광선과 바깥으로 퍼져 나가는 만트라 양(YAM)을 심상화하라. 30분이나 그보다 긴 시간 동안 수행하라.

요소 명상
풍(風) 요소 : 바람

삶에 지쳐 숨이 막힐 것처럼 느껴진다면, 기분 전환을 할 때가 되었다고 보면 된다. 이어지는 '풍 요소 명상'을 수행하여 심장 차크라에 있는 에너지를 풀어 주는 것은 신선한 공기를 마시는 것과 같다. 이 명상은 정신적 제약을 적게 받으면서 삶을 경험할 수 있게 해 준다. 그리하여 이 명상을 규칙적으로 하는 사람은 더 자신감 있고 희망차게 사는 경향이 있다. 또한 풍 요소 명상은 몸과 마음을 더 가볍고 편안하게 느끼게 하여, 내면의 아름다움과 다른 사람을 끌어들이는 매력을 발달시키는 데도 도움이 된다.

다른 요소 명상들처럼 이 명상도 야외에서 수행하면 좋다. 실외가 아니더라도 열린 창문 가까이에서 하기를 권한다. 정원에 앉거나, 아니면 문과 창문을 열어젖히고 앉아라. 피부로 산들산들 부는 바람을 느껴라. 나무에서 잎사귀들이 바스락거리는 소리를 들어라. 명상을 더 잘하려면 가까이에 풍경 몇 개를 걸어 두라. 풍경 소리는 심장 차크라와 연관된 바람의 움직임을 더 잘 자각할 수 있게 해 줄 것이다.

> "만트라 양(YAM)으로 상징되는 바람의 본질은 뿌연 회색의 빛나는 반점으로 심상화될 수 있다. 여기서 프라나는 합쳐져야만 하고 마음은 두 시간 동안 집중 상태로 유지된다. 이 명상은 공중에 떠서 걸어다닐 수 있게 한다. 이것을 수행하는 자는 결코 공기로 된 장애의 결과로 죽지 않는다."
> 『게란다 상히타 Gheranda Samhita』, 3. 77~79

아나하타 차크라

풍 요소 명상

1. 다리를 포개고 등을 곧게 펴서 편안한 명상 자세로 앉는다.

2. 너무 부담을 느끼거나 감정의 무게를 줄일 필요가 있다면 프라나 무드라(Prana Mudra, 오른쪽 사진 참조)를 하라. 이 무드라는 약손가락과 새끼손가락의 끝을 엄지손가락의 끝과 맞대는 것이다. 손바닥을 위로 하고서 손등을 무릎 위에 둔다. 너무 '비현실적이고 공허하게' 느껴지면 대지와 연결하는 갸나 무드라(오른쪽 아래 사진 참조)를 취한다. 이 무드라는 엄지손가락과 집게손가락의 끝을 서로 맞대는 것이다. 손가락들을 아래로 향하게 해서 손목의 안쪽 면을 무릎 위에 두라.

3. 자신에게 다음과 같은 질문을 해 보라.
   "해결되지 못하고 묵은 관계들을 유지하고 있는가? 그것들을 해소할 필요가 있는가?"
   "감정적 상처들이 나를 지배하게 두는가?"
   "무엇을 위해서 나 자신을 용서할 필요가 있는가?"
   "자유로워지기 위해서 누구를 용서해야만 하는가?"

4. 당신에게 필요한 태도의 변화를 말로 표현하라.
   "나는 나 자신을 용서하고 모든 죄책감과 상처 입은 느낌을 제거한다."
   "나는 그/그녀를 용서하고 그/그녀가 내게 가르쳐 준 교훈에 대해 감사한다."
   "나의 마음은 불필요한 부담 없이 매우 가볍다."
   "나는 엄청난 환희를 알기 때문에 굉장한 에너지를 가지고 있다."
   "나의 발은 단단히 뿌리내리고 있으며 나의 마음은 공기처럼 경계가 없다."

5. 적어도 20분간 조용히 진심으로 확언을 반복하라.

차크라와 감정
깊은 슬픔 해결하기

깊은 슬픔은 심장 차크라에 '풍 요소'가 지나친 상태다. 죽음이나 병, 관계의 깨어짐 등으로 인한 깊은 슬픔은 대부분 가슴 안(흉강)의 텅 빈 느낌으로 경험된다. 치유가 가능해지려면, 사랑의 센터인 심장 차크라에서 그러한 부정적 감정이 제거되지 않으면 안 된다.

심장 차크라는 깊은 슬픔과 고통, 영적 한계로 된 심령 에너지 결절인 비슈누 그란티의 자리다.(41쪽 참조) 이 결절을 '풀고' 깊은 슬픔과 내면의 상처를 제거할 때까지 영적 에너지는 상위 차크라들을 향해 날아오르지 못하고, 혁신적인 에너지는 창조력이 있는 센터들을 통해 아래로 흐르지 못한다. 다음의 심상화는 엉킨 마음을 푸는 데 도움을 준다. 애완동물이 있다면, 명상을 하는 동안 동물을 방에 데리고 있고 싶을 수도 있다. 동물들은 본능적으로 고통을 제거하는 법을 아는 것처럼 보인다. 이들은 조건 없는 사랑의 위대한 스승들이다. 주위에 어린아이들이 있을 때는 수행하지 않는 것이 좋다. 아이들은 주목받기를 원하는 경향이 있어서 당신의 감정표현을 방해할 것이기 때문이다.

심상화 이해하기

상처를 준 사람들과 감정적으로 단절하는 것이 어렵다면, 그들을 그대로 놓아 버리는 것이 그들이 받게 될 과보를 면제해 주는 것은 아니라는 사실을 알 필요가 있다. 카르마가 승리하게 될 것이다. 일단 당신의 상처를 제거하면, 그것은 모든 삶이 내적으로 연결되어 있다는 느낌으로 대체될 것이다. 이는 아나하타 차크라가 열려서 존재의 본성이기도 한 연민을 느낀다는 뜻이다.

"그의 사랑은 성원하고 축복하기 위한, 모든 것을 포용하는 자유로운 공기와 같았다."
윌리엄 윈터(William Winter), 『I. H. 브롬리 I. H. BROMLEY』

엉킴을 푸는 심상화

1. 따뜻하고 조용한 방을 택해서 편안하고 푹신한 의자에 앉아라. 초를 몇 개 켠다. 신발을 벗고 편안하게 있는다.

2. 눈을 감고, 헝클어진 실 뭉치로 당신의 심장을 심상화한다. 이 실들을 가까이서 보면, 여전히 붙들고 있는 오래된 상처들이나 여태껏 표현할 수 없었던 깊은 슬픔과 같은 부정적인 감정들이 나타난다는 것을 알아차리게 된다.

3. 감정을 표현하는 이 실들이 떠나간 사람이나 지나간 경험들, 또는 한때 고통을 야기했으나 더 이상 그렇지 않은 대상들에 여전히 붙들려 있는지 점검해 보라. 이것들에 아직까지 '심장의 실들'이 매여 있다면 이것들로부터 당신 자신을 풀어 주기로 결심하라.

4. 스스로 이 엉킴들을 풀고 있다고 상상하면서 고통스러운 기억들을 차례로 제거하라. 하나의 엉킴을 풀고 있을 때, 때때로 다른 실들이 어떻게 보다 느슨해져서 풀리게 되는지 주목하라. 심지어 어떤 실들은 당신이 전혀 풀 필요가 없을지도 모른다. 이것들은 저절로 서서히 없어질 수도 있다.

5. 엉킴들이 풀릴 때 스스로 더 이완되는 것을 느껴라.
정신적·육체적으로 매듭에 덜 묶여 있다는 것을 알아차려라.
앞서의 헝클어짐 대신에 심장에서 드러나는 더 단순하고
긍정적인 패턴을 보기 시작할 수도 있다.

6. 도움이 되는 만큼 이 심상화를 자주 반복하라.
특히 신경이 날카롭다거나 문제들에 묶였다거나
깊은 슬픔에 휩싸였다고 느낄 때면 언제나 이 심상화로 돌아가라.

메타
마음 열기

상징적으로 장미는 심장 차크라와 강한 관련성이 있다. 서구에서 장미는 꽃 중에서 가장 아름답다고 여겨진다. 장미는 완성, 완전함, 신비한 중심, 심장의 원형을 상징한다. 장미 명상은 메타(Metta), 즉 '자비' 명상으로 알려진 불교의 가장 중요한 수행법과 매우 유사하다. 메타 명상은 마음을 열어 집중력을 발달시키고 '마음 중의 마음'을 대면하게 한다. 단순하지만 강력한 잠재력을 가진 이 명상을 정기적으로 수행하면 과거의 트라우마를 치유하고 감정적인 해방을 경험할지도 모른다.

장미 명상

1. 천으로 덮인 낮은 테이블 위에 장미 한 송이를 올려놓아라. 다리를 포개고 등을 곧게 펴라. 편안한 명상 자세로 앉아, 몇 차례 깊게 호흡한 후에 호흡을 안정시킨다.

2. 장미를 응시하면서 잠깐 동안 그 향기를 들이쉰다. 그런 다음 꽃잎들의 배열을 주의 깊게 관찰하라. 꽃잎들이 어떻게 꽃의 중심으로부터 나선으로 회전하며 나오는지 주목하라. 장미의 상징성과 함께 장미가 어떻게 지속적이고 무조건적인 사랑을 나타내는지 숙고한다.

3. 눈을 감고 가슴의 중앙으로 의식을 가져오라. 거기에 아직 피지 않은 장미 봉오리가 있다고 심상화한다. 그 봉오리가 천천히 피어나는 것을 집중하여 지켜보면서, 어떻게 각각의 꽃잎이 펼쳐져서 나선으로 회전하는 패턴을 만들어 내는지 주목하라.

4. 당신 안에서 그 꽃이 피어날 때, 심장 센터도 함께 열릴 것이다. 심장으로부터 방출되는 치유의 온기가 어떻게 몸 구석구석까지 전해져 당신을 건강하고 행복하게 만드는지 느껴라.

5. 장미를 심상화하면 어떤 말이 떠오를 수도 있다. 아니면 느껴지는 감정들을 머리로 가져와서

"장미는 말없이, 오직 심장에게만 알려진 언어로 사랑에 대해 말한다."
작자 미상

의식적으로 이것들을 표현하는 말을 선택하라. 마음속으로 그러한 긍정적인 확언들을 자신에게 반복하라. 아래의 말들을 사용해도 좋다.

"내가 행복하기를."

"내가 건강하기를."

"내가 안락하게 살기를."

"내가 질병이 없기를."

처음 며칠은 이 단계까지만 명상을 수행하라. 20분간 또는 더 긴 시간 동안 1~5단계를 한다.

6. 며칠이 지난 후에는 1~5단계를 넘어서 6~9단계를 포함한다. 친구나 가족 구성원과 같이 당신이 마음을 쓰는 이의 얼굴을 심상화하라. 그리고 "행복하기를……. 건강하기를……." 같은 애정 어린 호의의 말들을 이들에게 보내라.

7. 아는 사람 중 특히 어려운 시기를 겪고 있는 누군가를 생각해 내라. 심장의 온기가 그에게로 뿜어져 나가고 있다고 상상한다. 마음속으로 그를 위해서 "행복하기를……. 건강하기를……." 같은 말을 반복하라.

8. 마지막으로 당신에게 해를 입혔던 사람이나 당신이 싫어하는 사람에 대해 생각하라. 당신의 심장이 그 사람에게 연민을 전하고 있다고 느껴라. 마음속으로 "행복하기를……. 건강하기를……." 같은 말을 반복한다.

9. 심장 차크라가 열리기 시작하면서 과거의 상처에 대한 기억들이 떠오를 수도 있다. 스스로 자신을 잘 보살펴라. '로카 사마스타 수키노 바반투(Lokah Samasta Sukhino Bhavantu)'라는 산스크리트 만트라를 반복하면서 명상을 마칠 수도 있다. 이 만트라는 '모든 곳의 모든 존재가 행복하고 자유롭기를.'이라는 뜻이다.

아나하타 에너지와 함께하기

아래 방법들은 심장 센터를 열고 헌신·연민·명료함을 기르기 위해 노력할 때 도움이 된다. 일기에 감정과 관심사들을 기록함으로써 심장 차크라를 매일 '점검'하는 것이 중요하다. 임신 중이거나 질병을 앓고 있다면 에센셜 오일이나 허브 차를 사용하기 전에 의사와 상담하라.

플라워 에센스

명상을 하기 전에 에센스 4방울을 혀 아래에 떨어뜨려 두거나 물에 타서 마셔라.
• **캘리포니아산 야생장미**는 진심으로 자신을 헌신하게 해 준다. • **치커리**는 지배욕을 누그러뜨리고, 그릇된 방향으로 향한 사랑의 에너지를 옳은 방향으로 인도한다. • **히더**는 자신의 문제에 압도되어 있을 때 그것을 바라보는 통찰력을 높여 준다. 타인에게 자비와 연민을 베풀 때 그들의 개인적인 고통에 다가갈 수 있게 한다. • **호랑가시나무**는 심장 차크라를 확장시켜 수용과 우주적 사랑을 가르친다. 분리감을 느끼게 만드는 마음의 경계를 부순다. • **워터 바이올렛**은 마음을 활짝 열고 진심으로 이야기하도록 돕는다.

에센셜 오일

명상 전에 목욕을 할 때, 1티스푼의 스위트 아몬드 오일 또는 올리브 오일에 에센셜 오일을 3~5방울 넣어라. 욕조를 채울 때 잘 섞일 수 있도록 흐르는 물에 부어라.
• **오렌지꽃** 또는 **네롤리**는 감정적으로 탈진한 상태를 완화시킨다. 마음과 생각 사이의 약해진 연결들을 강화시켜 준다. • **장미**는 슬픔에 잠겨 있는 동안 자비, 연민, 안도감을 높여 준다. 손바닥 차크라와 심장을 연결해 준다. • **베르가모트**는 슬픔으로 닫힌 심장 차크라를 다시 열어 주고,

---

"심장 차크라에 지속적으로 집중함으로써, 마음의 본성에 대한 완전한 이해를 획득한다."
파탄잘리(Patanjali)의 『요가 수트라 Yoga Sutra』, 3. 34

기쁨을 증대시킨다. 재능을 사용할 수 있도록 용기를 심어 준다.(FCF 등급의 오일을 사용하라.)
• **재스민**은 상위와 하위의 차크라들이 에너지 균형을 잡도록 하는 심장 차크라의 기능을 강화시킨다. • **라일락 오일 블렌드**는 용서할 수 있는 마음을 북돋는다. 어린 시절의 천진난만함과 사랑스러움을 되찾게 도와준다.(단, 준비되었을 때에만.) • **라벤더**는 물질적 신체에 기초를 두고서 감정의 균형을 잡을 수 있도록 돕는다. 영적인 영역과 수월하게 연결될 수 있게 한다. • **로즈마리**는 마음을 열고 믿음을 고무하는 신성한 여성 에너지와 연결시킨다. 지금은 떠나 버린 사랑하는 사람들을 슬픔 없이 회상할 수 있게 돕는다.

수정, 보석, 원석

명상하기 전에 장신구로 착용하거나, 차크라 옆에 두어라. 손에 쥐고 있어도 좋다.
• **장미 석영**은 연민과 자비의 마음을 촉진시킨다. 이 보석에 로즈 오일 1방울을 발라라. • **보우지 스톤**은 명상을 할 때 기쁨과 강력한 치유 에너지를 가져다준다. • **공작석**은 심장으로 가는 에너지의 흐름을 풀어 준다. 흑후추 오일이나 당근씨 오일 또는 세이지 오일 1~2방울을 발라라.(마찰을 조장할 수 있다.) • **녹색 전기석**은 심장을 편안하게 해 준다. 고정된 기대들을 떨쳐 버릴 수 있게 한다. • **오팔**은 감정을 표출할 수 있게 해 준다. 여성적인 달 에너지뿐 아니라 남성적인 태양 에너지도 고양시킨다. • **루비**는 심장 에너지를 진정시키고 강화시킴으로써 감정적인 상처들을 치유한다. 무기력, 고통, 부정적인 감정을 풀고 이겨낼 수 있도록 당신을 달래 준다.

향

• **메도우스위트**는 사랑을 고양시키고 마음을 고요하게 가라앉힌다. • **나그 참파**는 기운이 나게 해 주고, 영적 자질들을 계발시킨다. • **독일 붓꽃**은 감정을 숨기는 장막들을 걷어 낸다.

심장 에너지 음식

녹차, 푸른 잎 채소, 장밋빛 사과와 함께 다음의 것들을 먹어 보라.
• **잎이 많은 허브**는 바질, 고수, 마조람, 오레가노, 파슬리. • **연밥** 또는 **견과류**는 마음을 열고 더 헌신할 수 있게 한다.

아나하타 에너지를 위한 요가 아사나

다음의 요가 자세들을 명상 전에 활용하거나 정기적인 수행에 포함시켜라. 살라바사나(Salabhasana, 메뚜기 자세), 우르드와 다누라사나(Urdhva Dhanurasana, 완전한 바퀴 자세)처럼 뒤로 젖히는 자세들도 심장 차크라를 열어 준다. 포옹하기, 기도, 요가 호흡, 봉사 활동도 도움이 된다.

ⓐ 다누라사나(Dhanurasana, 활 자세)

1. 배를 바닥에 대고 엎드려서, 무릎을 구부려 손으로 발목을 잡는다.
2. 숨을 들이쉬면서 머리와 가슴, 다리를 들어 올려 바닥에서 떨어지게 한다. 팔꿈치를 곧게 편 상태를 유지하고, 가능한 한 높게 다리를 올리는 것을 목표로 하라.
3. 위를 쳐다보면서 30초 동안 유지한 다음, 동작을 푼다. 2~3차례 반복한다.

ⓑ 우스트라사나(Ustrasana, 낙타 자세)

1. 무릎을 꿇고 발꿈치 위에 앉는다. 천천히 손을 뒤로 뻗어서 발꿈치를 잡아라.
2. 엉덩이를 가능한 한 높이 들어 올리면서 앞쪽으로 가져간다. 몸을 하늘을 향한 아치 모양으로 만들고 심장 차크라를 느껴 보라. 서서히 머리를 뒤로 떨어뜨린다.
3. 10~30초 동안 자세를 유지한 다음, 풀어 준다.

ⓒ 하누마나사나(Hanumanasana, 하누만 자세)

1. 한쪽 다리는 앞으로, 다른 쪽은 뒤로 뻗는다. 필요하다면 사타구니 아래에 쿠션을 놓아두라. 이 자세가 어렵다면, 왼쪽 무릎을 세워 넓적다리와 종아리가 직각을 이루도록 해도 된다.
2. 심장 차크라가 있는 곳에 양손을 모은다. 가슴을 열어서 마음속의 신이 드러나 보이게 하고 힌두교의 원숭이 신인 하누만(Hanuman)을 심상화하라. 30~60초 동안 자세를 유지한 다음, 반대 방향도 반복한다.

아나하타 차크라

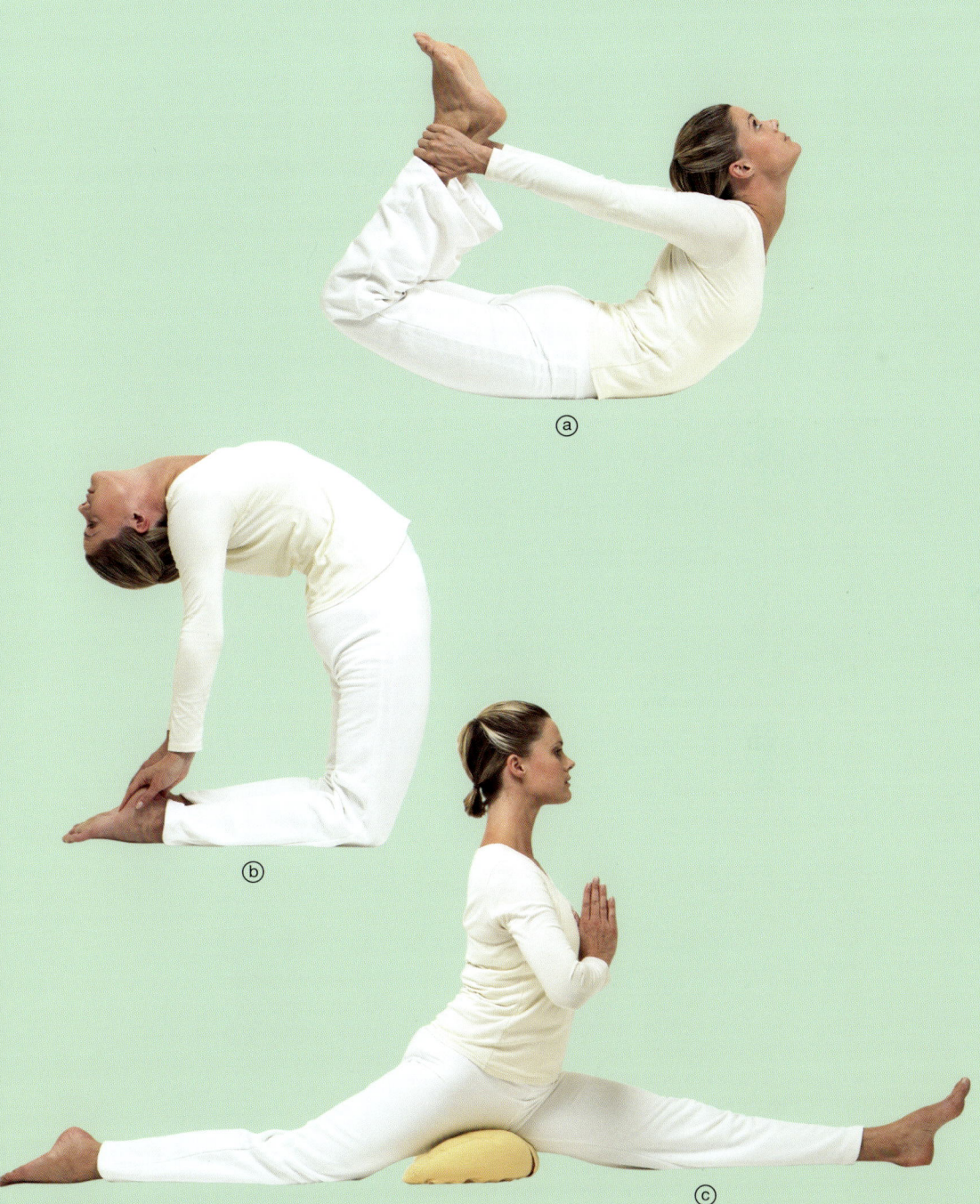

부차적인 차크라
손바닥 차크라

걸려서 넘어지거나 어딘가 다쳤을 때 흔히 아무런 생각 없이 아픈 부위를 문지르곤 한다. 그러나 이 본능적 행위는 양손에 위치한 차크라를 작동시켜서 심장 차크라로부터 오는 치유 에너지의 흐름을 자극하는 것이다. 손바닥 차크라는 부차적인 차크라로 간주되긴 하지만 에너지적으로 중요하다. 필수적인 안테나로서 이것이 없다면 세계로부터 오는 에너지 정보를 받거나 외부로 에너지를 전달하는 데 어려움을 겪게 될 것이다.

손바닥 차크라를 자극하거나 작동시키면 이 차크라가 민감해져서 에너지 장을 잘 인식할 수 있게 된다. 머지않아 에너지 치유를 할 수 있는 능력을 일깨울 수도 있을 것이다. 아래의 명상법으로 민감해지는 변화가 시작된다.

손바닥 차크라 명상

1. 앉거나 서서 앞으로 팔을 뻗는다. 팔꿈치를 곧게 펴서 팔이 바닥과 수평이 되게 한다. 오른팔을 돌려서 오른손 손바닥이 위를 향하게 하고, 왼손 손바닥은 아래로 향하게 한다.(아래 왼쪽 사진 참조)

2. 양손의 주먹을 쥐었다가 재빠르게 풀어 준다. 20~30차례 반복한다.(아래 오른쪽 사진 참조)

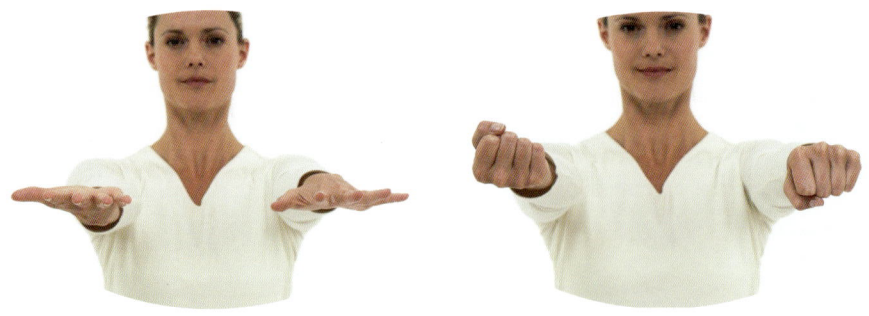

3. 손의 방향을 바꾸어서 위로 향하던 손바닥은 아래로 향하게, 아래로 향하던 손바닥은 위로 향하게 하라. 주먹을 쥐었다 풀었다 하는 움직임을 재빠르게 반복한다.

4. 그런 다음 양 손바닥을 마주보게 하여 손을 펴거나 '컵 모양'으로 만들어 유지한다.(아래 사진 참조) 천천히 양손을 가까이 가져간다. 양손의 거리가 약 10센티미터 정도 되었을 때 양손 사이에서 공 모양의 에너지를 느낄 수 있는지 보라.(몸의 열과 이것을 혼동하지 마라. 이것은 오히려 양 손바닥 사이에 떠 있는 자기장에 가깝다.)

5. 양 손바닥을 멀리 벌렸다가 다시 가까이한다. 손에서 손으로 에너지 공을 튀기면서 놀아라.

6. 심장 차크라 앞쪽으로 몸에서 10~12.5센티미터 떨어진 곳에 한쪽 손바닥을 두라. 눈을 감고 이 손으로 원을 시계 방향으로 그려라. 몇 분 후에 반대 방향으로도 원을 그려라.

7. 손을 가슴 쪽으로 2.5~5센티미터 가깝게 당겨서 시계 방향의 움직임을 반복한다. 그런 다음 손을 바꾼다. 명상이 끝나기 전에 손에 있는 에너지 센터와 심장 차크라 사이의 직접적인 연결을 경험하려 노력하라.

수행법의 변형들

양쪽 손바닥 차크라를 한층 더 열고 활성화시키기 위해서, 장미 오일 1방울과 라벤더 오일 1방울, 또는 두 오일 중 하나의 오일 1방울을 1티스푼의 스위트 아몬드 오일에 섞는다. 그리고 이 오일을 손바닥에 스며들도록 문질러라. 장미 오일은 손을 심장과 연결시키고 사랑 에너지를 전달하게 돕는다. 라벤더 오일은 다른 사람의 에너지 진동에 대한 민감성을 높인다. 박수치기, 쿵푸, 레이키, 촉수(觸手) 요법이나 안수(按手) 치료법과 같이 손바닥 차크라를 민감하게 만드는 다른 활동들을 알아봐도 좋다.

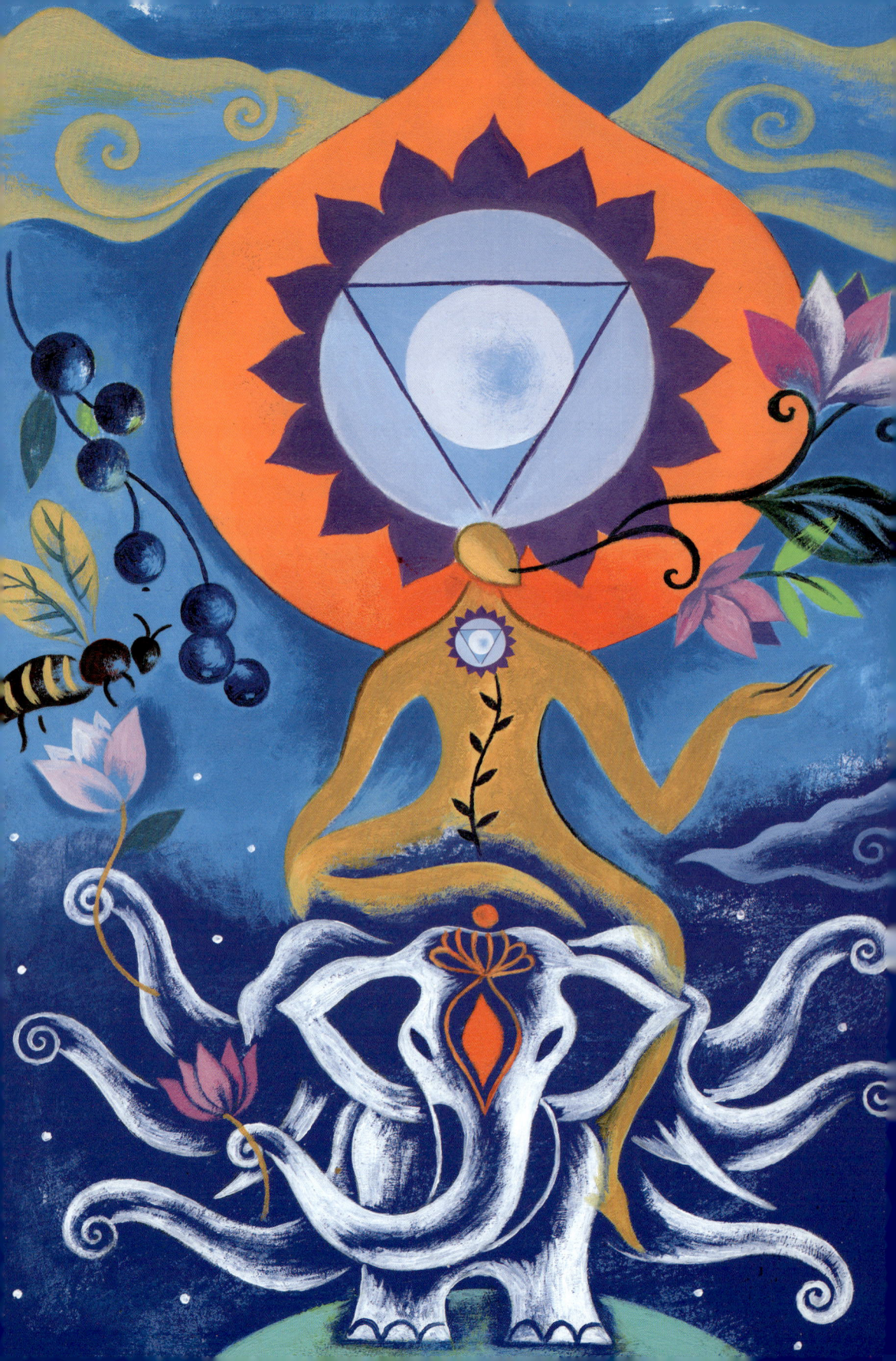

CHAPTER 5

비슛다 차크라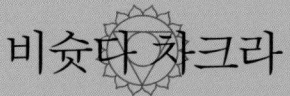

의사소통 센터

비슛다, 즉 인후 차크라는 심장과 마음 사이의 다리다. 마음속에서 창조의 충동이 일어날 때에도 비슛다 에너지를 사용하여 그것을 말로 표현할 때만 이 세계에 나타날 수 있다. 이 의사소통의 다리가 막히게 되면 충동들은 '억압'되고, 차크라 시스템의 아래로 내려갈 수 없는(심장으로 데려갈 수 없는) 생각과 희망, 꿈들은 실현되지 못한 상태로 남는다.

산스크리트의 비슛다(Vishuddha)를 문자 그대로 해석하면 '순수한 장소'라는 뜻이다. 이 차크라는 의지와 선택권, 진실감을 관장하기 때문에 결정에 대한 책임을 지고 믿는 바를 강력하게 옹호하게 만든다. 또한 이곳은 영적인 소리를 발달시키는 곳이기도 하다. 이 장의 명상법들은 마음속의 진실과 머릿속의 생각을 표현하는 일의 중요함을 보여준다.

비슛다 차크라 이해하기

하위의 차크라들을 통과하여 위로 올라가다 보면, 비슛다 차크라에 도달한다. 여기에서 이 차크라와 연관된, 마지막 하나 남은 물질적 요소에 도달한다. 이 차크라의 요소는 아카샤(Akasha)다. 이 산스크리트를 번역하자면, '에테르' 또는 '공(空)'으로, '무한한 공간', '하늘'(파란색으로 상징된다.)을 뜻한다.

'공 요소'는 가장 순수하고 가장 미세한 물질이다. 또한 이 차크라뿐만 아니라 여태껏 봐 왔던 모든 차크라들에 널리 퍼져 있다. 예를 들어서 아나하타 차크라는 '풍 요소'는 물론 '공 요소'도 포함하고 있다. 마니푸라 차크라에는 '화 요소' 이외에도 '공, 풍 요소'가 있다. 스와디스타나 차크라에는 '수 요소'뿐 아니라 '화, 풍, 공 요소'도 들어 있다. 물라다라 차크라의 '지 요소'는 '수, 화, 풍, 공 요소'를 포함한다. 그러므로 오직 비슛다 차크라의 '공 요소'만이 순수한 '공 요소'를 가지고 있으며, 순수 의식에 '가닿기' 위해서 차크라 시스템을 올려다본다.

인후 차크라와 관련이 있는 감각은 청각('공 요소'는 소리와 진동의 매개물)이다. 인후 차크라의 장애물을 제거하면 다른 사람들에게 더 귀 기울이게 되고 공감하는 힘이 발달할 뿐 아니라 자신의 마음에 관심을 두고 침묵 속에서 시간을 보낼 수도 있게 된다. 비슛다 차크라와 함께하면, 침묵은 의미로 가득 차 있다는 것과 그만큼 소중하다는 점을 깨우치게 된다. 그러나 동시에 "조용히 해."와 같은 명령이 인후 차크라를 막을 수 있다는 사실도 깨닫게 한다.

비슛다 차크라가 열리고 잘 균형 잡히면, 다른 사람들의 견해에 두려움 없이 자신의 신념, 창조성, 정서적 요구를 솔직하게 표현할 수 있다. 그러나 인후 차크라가 막히면 종종 의사소통하는 능력이 왜곡된다. 예를 들자면, 잘 알지 못하면서 일부만 진실이거나 진실이 아닌 말을 할 수 있고, 내적 불안이나 불만을 표현하기보다는 태연한 척할지도 모른다. 이는 의사소통을 방해할 뿐만 아니라 믿는 바를 주

비슛다 차크라

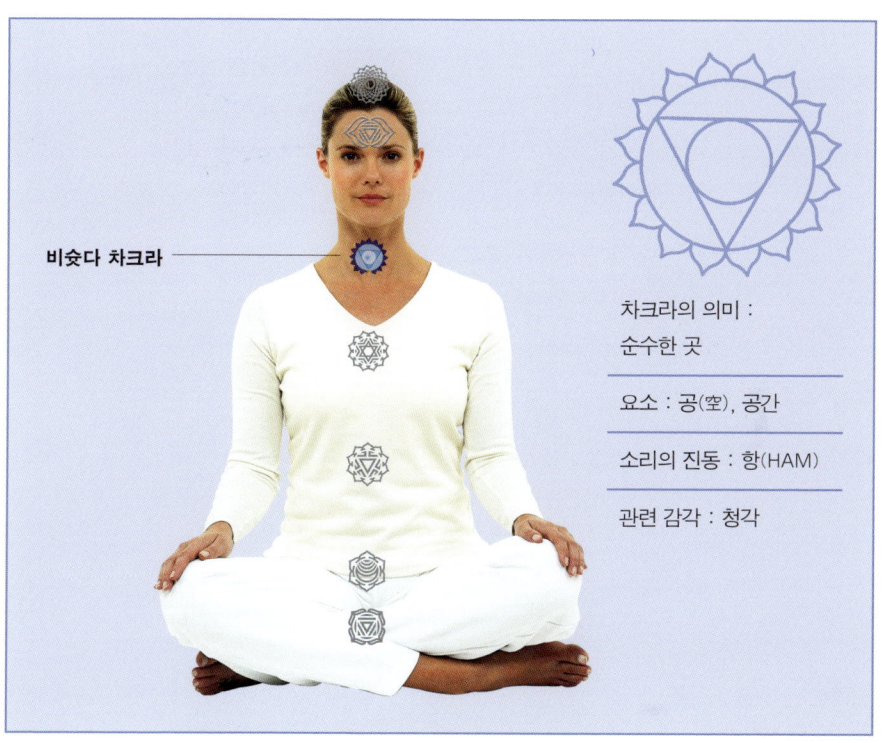

장하고 꿈을 실현하는 능력을 더욱 억제하는 일이기도 한다.

아니면, 그 대신에 비슛다 에너지를 소모시켜 고통받을지도 모른다. 잡담, 과식, 흡연, 알코올 의존증 등의 많은 부정적 습관이 인후 차크라의 불균형과 연관된다. 극단적인 행위는 건강한 방식으로 에너지를 흡수하고 의사소통할 수 없는 데서도 생기기 때문이다.

물질적 신체에서 인후 차크라는 의사소통과 예술적 표현에 사용되는 입, 혀, 인후, 귀, 눈, 손을 관장한다. 그리하여 이 에너지의 불균형은 푸념, 식사 장애, 스트레스 증상, 심지어 청각 장애에까지 빈번히 영향을 끼친다.

인후 차크라를 자극하면 듣기 좋은 목소리와 감동적인 언어 구사력을 갖게 된다. 또한 시를 짓고 문자 언어를 해석하고 꿈속의 메시지를 이해하며, 특히 영적인 차원에서 좋은 스승이 될 수 있는 능력이 생긴다. 인도 전통에서 스승을 나타내는 목성이 비슛다 차크라를 지배한다. 비슛다 차크라에 집중하는 명상은 세계의 위대한 문헌들의 정수를 이해할 수 있는 능력을 향상시킨다. 이 차크라에 대한 명상은 과거, 현재, 미래에 대한 통찰력과 그 지혜를 전할 수 있는 능력을 가져다준다.

비슛다 에너지의 균형을 바로잡는 질문

이 장의 명상법들을 수행해 나갈 때, 자신에게 다음의 질문들을 해 보라. 이 질문들은 당신이 어떻게 비슛다 에너지를 막고 있는지 깨닫고, 어떻게 이것을 다시 균형 잡을 수 있는지 이해하는 데 도움을 줄 것이다.

- 약속을 지키지 못할 때가 많은가? 어떻게 이를 개선할 수 있을까?
- 자주 다른 사람들에게 상처 주는 말을 하곤 하는가? 아니면 다른 사람들에게 힘을 주는 말을 하는가?
- 나 자신을 정직하게 표현하고 있는가? 그렇지 않다면, 어떻게 바꿀 수 있을까?
- 수다를 떠는 경향이 있는가? 그렇다면 왜 그러할까?

얀트라 명상
인후 차크라 자각하여 깨우기

인후 차크라의 이미지인 얀트라를 깊이 이해하려면 단단한 물질세계의 상징인 뿌리 차크라의 검은색 코끼리(48~49쪽 참조)를 생각해 보라. 이 차크라의 흰색 코끼리가 어떻게 하위 차크라와 물질세계의 조대한 요소들을 용해하고 정화하고 통합하는 '공 요소'를 상징하는지 느껴 보라.

1. 낮은 탁자를 깨끗한 천으로 덮고, 앉았을 때 눈높이 약간 아래에 다음 쪽의 얀트라가 오도록 한다. 초를 켜고 향을 약간 피우라.(137쪽 참조)

2. 똑바로 편안하게 앉는다. 가급적 등을 곧게 펴고 다리를 포개고 앉아라.(24쪽 참조) 10~20회 심호흡을 한 다음, 호흡이 안정되게 두라.

3. 눈을 반쯤 떠서 가장자리를 이루는 16개의 뿌연 보라색 꽃잎을 응시한다. 인도의 상징학에서 16은 신성한 어머니께 바치는 수로서, 인후 차크라에 있는 그녀는 언어의 화신인 바크 데비(Vak Devi) 또는 바니 데비(Vani Devi)로 알려져 있다. 각각의 꽃잎은 산스크리트 알파벳의 모음 중 하나다. 비슷다라는 단어는 '순수한'이라는 뜻이고, 산스크리트 모음들은 가장 순수한 소리로 생각된다.

4. 시선을 안으로 옮겨 아래로 향한 삼각형을 응시한다. 이것은 인후를 통해 위로 보내져 상위의 센터들에 이르는 하위 차크라의 에너지를 상징한다.

5. 삼각형 안에 있는 원(圓)을 보라. 이것은 모든 요소를 넘어서 있는 인후 차크라의 요소인 신성한 공(空)을 나타낸다. 이것의 심원한 순수성을 느껴 보라. 그 원 안에 인도 신화의 흰색 코끼리인 아이라바타(Airavata)가 있다. 이 코끼리는 물질세계의 요소들을 들어 올려서 지상을 천국과 연결하는 구름 속으로 넣기 위해 자신의 7개의 코를 아래로 뻗고 있다.

6. 마지막으로, 산스크리트 문자를 보라. 항(HAM)이라고 읽히는 '공 요소'의 만트라다. 조용히 이 만트라를 반복하면서 신성한 영혼, 즉 해탈된 자아를 상징하는 백조인 항사(Hamsa)에 대해 생각한다. 20분 혹은 그 이상 명상하고 난 후에 눈을 떠라. 매일 수행한다.

비슛다 차크라

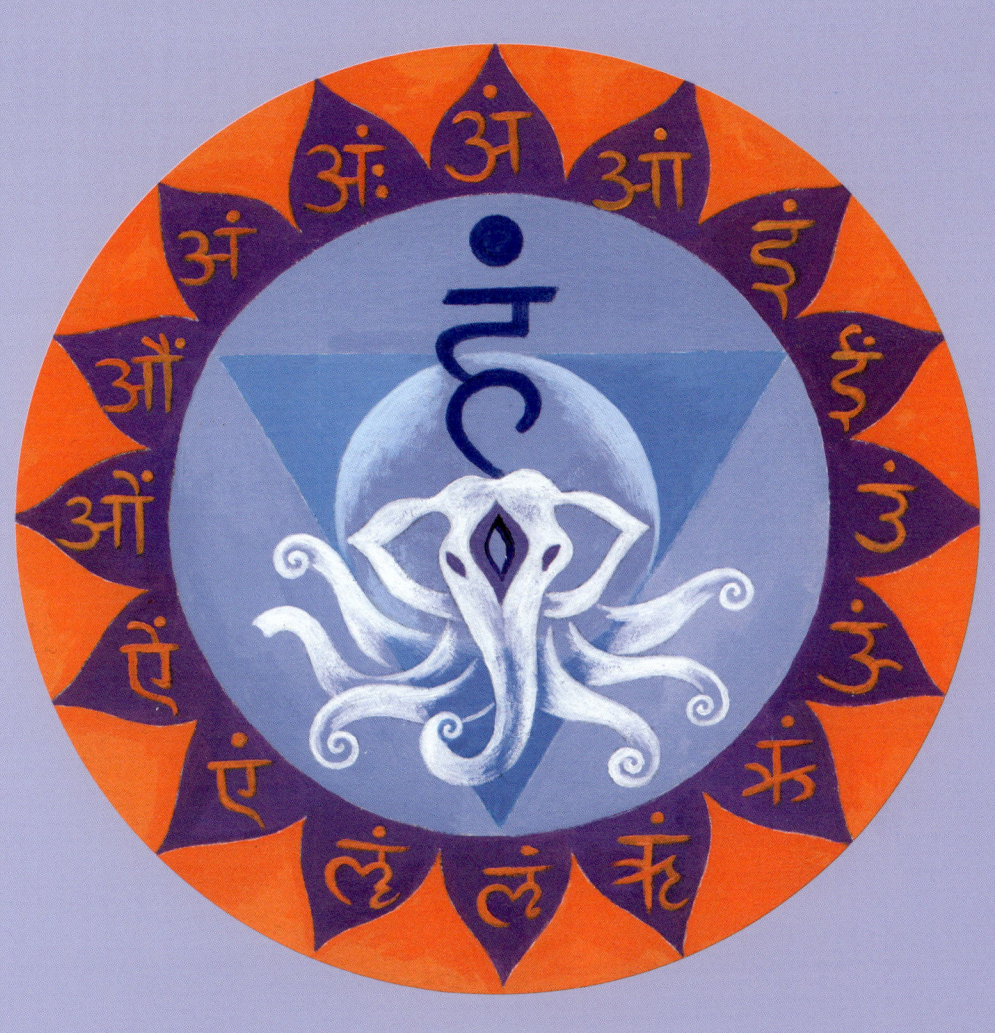

더 나아가기

얀트라를 보지 않고 심상화할 수 있을 만큼 익숙해지면, 척주를 곧게 펴고 명상 자세로 앉아서 눈을 감고 인후에 주의를 집중하라. 위의 얀트라와 바깥으로 퍼져 나가는 만트라 항(HAM)을 에너지 패턴으로 심상화하라. 적어도 30분간 이것에 대해 명상하라.

요소 명상
공(空) 요소 : 공간

비슛다 차크라의 '공 요소 명상'은 당신을 깊은 명상 속으로 몰입시키는 정신적인 힘과 능력을 증대시킨다. 또한 이 명상은 문자를 넘어선 지식을 드러내고, 설명하고 명료화하는 능력을 향상시킨다. 창공이 지구의 대기권을 넘어 무한하게 뻗어 있는 것과 마찬가지로, 자신의 존재 내부에 무한한 공간이 있다는 것을 당신은 점차 알게 될 것이다. 이것이 주는 무한한 가능성을 향해 자신을 열어 두라. 이 명상은 제약되거나 갇힌 느낌이 들 때 유용하다. 집안에 앉아 창밖을 내다보면서 할 수도 있지만, 하늘이 잘 보이는 맑은 날 바깥에서 수행하는 것이 가장 좋다.

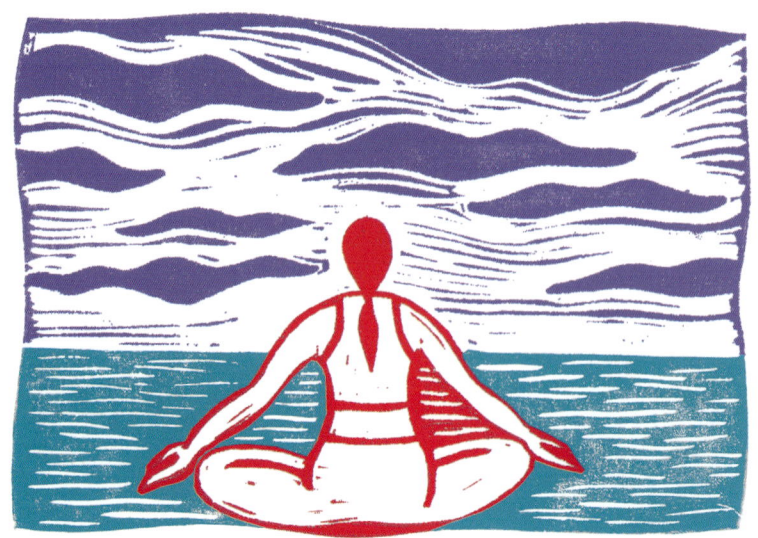

"공(空)의 본질은 대양의 순수한 물만큼 깨끗하고 빛나는 창공으로 심상화할 수 있을 것이다. 이 요소의 만트라는 항(HAM)이다. 두 시간 동안 이 요소에 마음을 고정시킴으로써 수행자는 해탈의 문을 연다."

『게란다 상히타 Gheranda Samhita』, 3. 80~81

공 요소 명상

1. 명상 자세로 앉아 다리를 포개고 등을 곧게 펴라. 등이 충분히 곧은지 확인한다.
2. 하늘을 응시하라. 그 하늘은 '공 요소'를 나타내고 무한한 공간의 속성을 가지고 있다. 하늘의 푸른색과 인후 차크라가 푸른색으로 나타나는 것이 어떻게 일치하는지 주목하라.
3. 호흡을 주시하라. 긴장을 내쉬고 힘을 들이쉰다. 대지와 접촉해 있는 몸의 부위들을 자각한다. 호흡을 이 부위들에 보내면서 무슨 일이 생기는지 지켜보라. 자신이 아래로 확장되고 있음을 느껴라. 매우 극단적인 무거움이나 가벼움이 느껴지며 떠다니는 듯한 느낌이 들 수도 있다.
4. 이제 몸의 왼쪽으로 주의를 가져와서 이쪽으로 뻗어 나가는 에너지를 느껴라. 호흡을 왼쪽 다리, 팔, 목, 뺨, 관자놀이로 보낸다. 왼쪽으로 팽창하는 자신을 느껴라.
5. 그리고 전체적으로 주의를 몸의 오른쪽으로 돌려서 여기서 뻗어 나가는 에너지를 느껴라. 호흡을 앞서와 같이 이 부위들에 보내고, 오른쪽으로 팽창하는 자신을 느낀다.
6. 이제 몸의 등쪽을 자각한다. 바닥에서부터 꼭대기로, 즉 엉덩이에서부터 등과 팔을 거쳐 올라가서 목덜미와 후두부까지 뻗어 나가는 에너지를 느껴 보라. 호흡을 이 부위들로 보내고 뒤로 팽창하는 감각을 경험하라.
7. 그런 다음, 몸의 앞쪽을 느껴라. 에너지가 다리, 복부, 가슴, 팔, 인후, 얼굴을 통해 얼마나 멀리 뻗어 나가는지 주목한다. 호흡을 이 부위들로 보내면서 앞쪽으로 팽창하는 자신을 느껴라.
8. 이제 상체를 관찰하라. 그리고 이것들을 향해서 에너지가 어떻게 뻗어 나가는지 지켜보라. 어깨와 머리까지 호흡이 도달하게 하라. 위로 팽창하는 것을 느낀다.
9. 마지막으로 일시에 자신이 모든 방향으로 팽창하는 것을 느껴라. '공 요소'가 당신 전체에 퍼져 있는 것을 자각하라. 자신의 본성을 제한하는 것이 아무것도 없다고 느낄 때까지 반복하여 "나는 우주와 하나다."라고 확언한다.

마우나
침묵 관찰하기

지나치게 잡담을 많이 하면 마음이 산만해져 내면에 집중하거나 명상을 하기 어려워진다. 말하기를 줄이고 듣기를 더 배우려고 해 보라. 어느 정도 시간이 지나면 감각과 마음을 쉽게 통제할 수 있고, 모든 형태의 의사소통이 더 의미 있게 느껴질 것이다. 마음속에 침묵을 만들어 냄으로써, 다른 사람들의 음성뿐 아니라 표정과 몸짓으로 정말 말하고 있는 것을 알아차릴 수 있다.

경청하기는 인후 차크라에서 다른 사람들과 깊이 있는 관계를 형성하는 방법이다. 이것은 또한 심장 차크라에서 연민 어린 관계를 형성하는 것으로 자주 이어진다.

산스크리트로 마우나(Mauna)라고 알려진 침묵 유지하기 수행은 인후 차크라의 에너지를 보존하고 정화하고 강화해 주는 강력한 방법이다. 마우나 명상을 수행하면, 자신의 말과 행동이 일치하는지 스스로 분석할 수 있고, 말과 행동이 생각과 조화를 이루어 유지된다는 것을 확신하게 될 것이다.

"사람은 진실을 말해야만 하고, 즐거운 것을 말해야만 한다.
불쾌한 진실을 말해서도 안 되고, 즐거운 거짓을 말해서도 안 된다. 이는 영원한 법칙이다."
『마누법전』

마우나 명상

1. 침묵을 유지하기 위해서, 일하거나 다른 사람들과 있을 필요가 없는 시간을 선택한다. 침묵을 지키고 있는 동안 단순한 일을 하거나, 요가 아사나 프라나야마 호흡법을 같이 수행할 수 있다. 음악 듣기, 텔레비전 보기, 빠른 운동, 독서처럼 지적인 집중을 요구하는 일은 피한다.

2. 외부의 '소음'을 서서히 줄이면, 내부의 마음이 분주하다는 것을 깨닫게 된다. 마우나 명상을 수행하는 초기에 스스로 침묵을 깨뜨리게 하려고 일어나는 엄청나게 많은 생각들을 알아차려라. 예를 들면, 갑자기 걸어야 할 전화가 기억나거나 오래된 걱정, 문제, 감정들이 떠오를 수 있다. 이러한 근심거리에 말려들지 말고, 그것들을 거품 같은 것이라 생각하며 그저 지켜보라. 그것들은 곧 '터져서' 떠내려가 버릴 것이다. 더 이상 걱정들이 존재하지 않고, 내외적으로 침묵을 유지하기가 더 쉬워질 것이다.

3. 이 수행으로 높아진 정신적 자각을 일상생활에 도입하라. 말하기 전에 그 말을 '교정'하여 필요한 말만 하라. 진실만 말하라. 침묵하면 들끓는 생각과 감정이 가라앉기 때문에, 말이 어떻게 더 큰 힘을 갖는지 알게 된다.

4. 하루에 한 시간 동안 외적 침묵을 지킬 수 있을 때까지 마우나 명상을 계속 수행하라. 가능하다면 일주일에 하루는 완전한 침묵 속에서 보내라. 적어도 한 주에 한 번은 완전한 침묵 속에서 식사하기를 권한다.

브라마리
호박벌 호흡하기

벌의 윙윙거림을 연상시키는 브라마리(Brahmari)는 인후 차크라를 열어서 에너지 균형 잡는 데 도움을 주는 발성 명상이다. 당신이 가수나 선생, 혹은 대중 연설을 하는 사람이라면 이 명상을 수행하라. 단지 말하고 소통하는 기술을 향상시키고 싶은 사람에게도 강하게 추천한다.

브라마리 명상을 수행함으로써 종종 깊은 즐거움과 만족을 경험할 것이다. 마음의 재잘거림이 없어지고 내면에서 광대한 평화의 느낌이 일어난다. 이 명상법은 집중력과 기억력, 자신감을 높여 주고, 수다를 떨고 싶은 충동뿐만 아니라 자기를 향한 회의감을 사라지게 한다. 브라마리는 소통의 에너지 센터를 자극하고 정화하기 때문에, 집중해서 듣고 더 깊은 수준으로 소통할 수 있는 능력을 발달시키는 데도 도움이 된다. 참된 내면의 목소리를 발견할 수도 있고, 자신의 말을 올바르게 평가하는 법을 배울 수도 있다.

규칙적으로 브라마리를 수행하면 목소리가 감미롭고 듣기 좋아질 것이다. 규칙적으로 이 명상을 수행하면 쉬거나 가냘프거나 하는 목소리 문제를 경감시키는 데 큰 도움이 될 수도 있다. 이 명상에서 길게 하는 호흡(5~6단계 참조)은 분만 시 호흡에 탁월한 도움이 되므로 특히 임신부에게 유익하다.

처음 수행할 때 체온이 약간 올라간다고 느껴도 걱정하지 마라. 단지 혈액 순환이 빨라져서 생기는 현상이다.

"수벌의 소리를 내면서 공기를 빠르게 채우고 보유한 다음, 암벌의 윙윙거리는 소리를 내면서 내쉬어라. 지속적으로 수행함으로써 위대한 요가 수행자들은 심장에서 형언할 수 없는 기쁨을 느낀다. 이것이 브라마리다."
『하타 요가 프라디피카 Hatha Yoga Pradipika』, 2. 68

브라마리 명상

1. 무릎을 꿇고 엉덩이를 발꿈치에 대고 앉아라. 아니면 복부와 가슴이 방해받지 않도록 의자에 앉아라. 손바닥은 무릎 위에 둔다.

2. 입과 입술을 부드럽게 다물고, 인후 뒤에 있는 성문을 죈다. 머리를 곧게 수직으로 세우고 목 근육을 이완한다.

3. 양쪽 콧구멍으로 숨을 강하게 들이쉬면서 연구개를 진동시켜 코고는 소리를 낸다. 그러는 동안 들이쉬는 숨이 인후에 활력을 불어넣는 것을 느껴라. 이것은 인후를 깨끗하게 하려고 할 때 내는 소리로 묘사되기도 한다. 요가 문헌들은 이 느낌을 크고 검은 호박벌의 윙윙거림에 비유한다.

4. 편안하게 느껴지는 만큼만 잠시 숨을 멈춘다. 숨을 보유하는 이 짧은 시간 동안 마음이 인후 차크라와 연관된 '공 요소', 즉 에테르를 경험하게 하라.

5. 준비가 되면 양쪽 콧구멍으로 숨을 내쉬면서, 작은 꿀벌의 윙윙거림 같은 고음의 윙윙거리는 소리를 낸다. 폐에 있는 공기를 모두 내쉬려고 노력하라.

6. 이 수행을 5~10차례 반복한다. 인후와 입, 볼, 입술에서 일어나는 진동의 느낌을 알아차려라. 이 윙윙거림이 호흡을 조절하는 데, 그리고 더 길고 더 완전한 날숨을 성취하는 데 어떻게 도움을 주는지 주목하라.

7. 명상을 마쳤을 때 눈을 감고 20~30분간 조용히 더 앉아 있으라. 자연스러운 호흡을 하면서 인후 차크라에 주의를 집중하라.

소리 없는 소리
옴 명상

옴(OM) 또는 아움(AUM)은 무한의 소리다. 최고의 만트라로서 가장 축약적이기 때문에 다른 모든 만트라가 그 속에 포함된다고 한다. 옴은 최초의 진동을 현현시킨 상징이며, 힌두 문헌들에서 우주를 존재하게 만들었다고 간주되는 '소리 없는 소리', '초월적인 소리'다. 이 관념은 과학 이론인 빅뱅에 비유될 수 있을 것이다. 옴은 제3의 눈인 아즈나 차크라의 만트라지만 큰 소리로 암송될 때 그 진동이 비슛다 차크라를 통해서 물질세계에 나타난다.

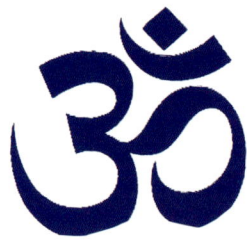

인후 부위에 있을 수 있는 막힘을 풀어 주고 음성을 더 잘 울려 퍼지게 하기 위해서 암송을 권한다. 옴의 소리가 신경계에 긍정적인 영향을 주고 순환계를 강화하고 몸의 모든 부위에 활력을 불어넣을 것이다. 옴의 세 음절(A-U-M)을 암송하면 몸의 진동들이 다시 균형 잡히는 동시에, 잠재적인 심령적·정신적 힘이 깨어나게 된다.

옴은 그 자체가 보편적이기 때문에 아무나 할 수 있는 유용하고 강력한 만트라다. 혼자서는 물론이고 여럿이서도 옴을 암송할 수 있다. 영적 스승들은 옴을 함께 암송하는 모임이나 수업을 열고 싶을 수 있다. 소통을 북돋는 것이라고 생각한다. 깊이 울리는 옴 암송으로 수업을 끝낸다면, 사람들은 이 암송 덕분에 학습한 주제를 더 깊이 이해하게 될 것이다.

> "아움(AUM)은 지고의 참된 실재를 나타낸다. 있었던 것, 있는 것, 있게 될 것을 상징한다.
> 아움은 과거, 현재, 미래를 넘어서 존재하는 것을 나타내기도 한다."
> 『만두키야 우파니샤드 Mandukya Upanishad』, 제1송

옴 찬팅

1. 몸을 수직으로 바르게 세우고 편안하게 명상 자세로 앉아라. 여럿이서 수행하고 있다면 서로 얼굴을 마주 보고 앉거나 원을 그리고 앉는 것이 좋다.

2. 눈을 감고 숨을 깊이 들이쉬어라. 입을 크게 벌리고 큰소리로 첫 음절 아(AAAH)를 음송하라. 입을 크게 벌린 상태를 유지한다. 명치에서 소리가 시작되게 하라.

3. 서서히 입술을 둥글게 오므려서 소리를 우(OU)로 바꾼다. 소리가 가슴과 인후를 통해서 위로 올라가는 것을 느껴라.

4. 계속해서 입술을 둥글게 오므려 유지하다가 마지막 소리인 음(MMMMM)을 만들기 위해 입술을 꼭 다물어라. 소리가 머리와 얼굴, 특히 코곁굴(부비강)에서 진동하게 한다.

5. 깊게 숨을 들이쉬고 소리의 각 음절을 가능한 한 길게 하면서 옴(OM) 소리를 천천히 반복하라. 마음이 이리저리 떠다니지 않게 하려고 노력하라. 마음을 호흡에 조화시키면서 계속 음송하기와 진동에 집중한다. 인후 차크라에서 진동하는 만트라를 느껴라.

6. 적어도 20분간 길게 옴(OM)을 음송하라. 그저 콧소리처럼 흥얼거리듯이 될 때까지 그 소리를 서서히 더 부드럽게, 더욱더 부드럽게 만들어라. 그런 다음, 다시 소리를 서서히 더 크게 낸다.

옴의 구성 요소

보통 옴(OM)으로 표기되는 이 만트라는 세 부분으로 이루어져 있다.

만트라의 부분	아(AAAH)	우(OU)	음(MMMMM)
발성 시 입모양	입을 크게 벌림	입술을 둥글게 만듦	입술을 닫음
소리 진동 위치	복부	가슴	머리와 공동
시간	과거	현재	미래
의식 상태	깨어 있는 상태	꿈꾸는 상태	깊은 잠
연관 신체	물질적 신체	마음/미세 신체	마음을 넘어섬

비슛다 에너지와 함께하기

다음의 방법들을 명상과 함께 활용하면 인후 차크라에서 에너지의 흐름을 자유롭게 하는 데 도움이 된다. 지식에 대한 갈증과 사랑에 대한 굶주림과 같은 비육체적인 갈증과 허기에서 벗어나게 될 것이다. 임신 중이거나 질병을 앓고 있다면 에센셜 오일이나 허브 차를 사용하기 전에 의사와 상담하라.

플라워 에센스

비슛다 에너지에 더욱 집중하기 위해서 명상하기 전에 에센스를 사용하라. 에센스 4방울을 혀 아래에 떨어뜨려 두거나 물에 타서 마셔라.

- **블루벨**은 문제를 단순화하여 바라볼 수 있게 한다. 주위 환경과 당신을 연결해 준다. **보리지**는 슬픔과 우울을 표현하고, 이를 변화시키는 데 도움이 된다. **낙엽송**은 비슛다 차크라를 열고, '실패'에서 벗어나게 해 준다. 창의성을 드러나게 한다. **로벨리아**는 믿음을 강력하게 변호할 수 있게 돕는다. **금어초**는 말로 조화로운 표현을 할 수 있도록 천골 차크라와 인후 차크라의 에너지의 균형을 잡는다. 창조적인 에너지를 자유롭게 해 준다. **블랙베리**는 다른 사람들에게 도움이 될 것이라거나, 진실이라고 믿는 바에 대해서 즐겁게 말하도록 용기를 북돋는다.

에센셜 오일

명상에 앞서 목욕을 할 때 1티스푼의 호호바 오일이나 스위트 아몬드 오일 또는 올리브 오일에 3~5방울의 에센셜 오일을 섞어라. 욕조를 채울 때 흐르는 물에 부어라.

- **베르가모트**는 심장 차크라가 열릴 때 발생하는 진실들을 차분하게 표현하게 한다.(FCF 등급의 오일을 사용하라.) **카모마일**은 화를 내거나 분개하지 않고 진실을 말로 표현하게 한다. **유칼립투스**는 '꼼짝 못하게 된' 느낌이 들 때 도움이 된다. 자연스러운 표현을 할 수 있도록 돕는다. **백단**은 인후 차크라의 창조적 에너지를 자극하여 참신한 해법을 생각해 낼 수 있도록 한다.

보다 폭넓은 통찰력을 가질 수 있게 고무한다. •차나무는 비슷다 에너지를 변화시킨다. 자신의 잠재 능력에 도달하도록 돕는다. •페퍼민트는 보다 도덕적인 삶을 살도록 북돋는다.

수정, 보석, 원석

명상하기 전에 장신구로 착용하거나 척주 맨 아래에 두거나, 아니면 손에 쥐고 있어라. 다음의 보석류는 특히 은에 박으면 이 차크라에 큰 도움이 된다. 언어 능력을 향상시키고 보다 높은 자아에 대한 믿음을 강화시킨다.

•터키석은 언어 능력, 의사소통 능력, 치유력을 향상시킨다. •호박은 피부에 닿아 있을 때 가장 효과가 좋다. 명료하고 자신감 있게 말하기 위해서 인후 주변에 이것을 착용하면, 말솜씨가 좋아진다. •남옥은 인후 차크라를 활성화하고 정화하여 의사소통 능력을 향상시킨다. 서로의 차이를 이해하려는 커플들에게 유용하다. •천하석은 인후·심장·태양신경총 차크라를 열어 준다. 보다 뛰어난 자기 표현력, 예술적 창의력, 치유력을 갖게 해 준다. •청금석은 활기를 불어넣어 준다. 생각을 정화하고 창의력을 향상시킨다. 내면의 힘과 보다 높은 자아에 다가가게 한다. 금색이 얼룩덜룩한 짙은 청색의 청금석은 진실성, 개방성, 직관력, 초자연적 능력을 높여 준다. •자수정은 중독으로부터 벗어날 수 있게 돕는다. 강박 증세를 완화시킨다.

향

•몰약(沒藥) 수지는 기도와 명상을 깊어지게 한다. 곤경에 빠졌다고 느낄 때 특히 유용하다. 숯불 위에 올려놓고 피워라.

힘을 주는 음식

쉽게 소화되고 차크라를 자극하여 삶에 달콤함을 가져다 주는 음식이 좋다.

•천연 감미료 : 과일과 과일 주스, 꿀과 프로폴리스. •정화하는 허브 : 캔디(정제)나 차로 만든 쓴 박하와 유근피.

비슛다 에너지를 위한 요가 아사나

요가 수행에 다음의 자세들을 포함시키거나 인후 차크라를 활성화하기 위한 명상을 하기 전에 이것들을 활용하라. 인후 차크라와 함께하는 다른 수행법들로는 노래하기, 논쟁하기, 매일 소금물로 양치질하기가 있다.

웃자이(Ujjayi) 호흡

웃자이 호흡은 인후 차크라를 정화하고 강화한다. 다리를 포개고 앉아서 등을 똑바로 편다. 입을 벌리고 목구멍을 약간 닫은 상태로 하아아(HAAA)하고 숨을 내쉰다. 입을 다물고 마찬가지로 목구멍을 약간 닫은 상태로 콧구멍으로 숨을 들이쉬면서 동일하게 하아아(HAAA) 소리를 낸다. 콧구멍으로 숨을 내쉬고 하아아(HAAA)를 반복한다. 몇 차례 반복하라.

사르방가사나(Sarvangasana) : 어깨로서기 자세

1. 등을 바닥에 대고 누워서 다리를 모은다. 그대로 다리를 하늘로 들어올려라. 손으로 등을 받치고 어깨 쪽으로 구르면서 몸통까지 들어 올린다. 이때 팔꿈치는 몸통 반대 방향으로 멀리 가리킨다. 목이 긴장된다면 어깨 아래에 접은 담요를 놓고 시도하라.

2. 손으로 윗등을 받치고 손가락은 척주 방향을 가리켜라. 가능한 한 등을 곧게 편다. 다리를 쭉 뻗고 종아리와 발을 이완한다. 체중을 목보다는 팔꿈치에 싣고 자세를 유지한다. 유지하는 시간을 3분까지 늘려 간다.

3. 천천히 등을 굴려서 내려온다. 팔을 바닥으로 가져간 후, 머리를 바닥에 닿은 상태로 유지하면서 서서히 다리를 내린다.

할라사나(Halasana) : 쟁기 자세

1. 어깨로서기 자세(왼쪽 참조)가 편안하게 느껴지면, 머리 뒤쪽 바닥에 발을 내린다. 팔을 뒤로 쭉 뻗어서 바닥에 편편하게 닿게 한다.
2. 적어도 1분간은 이 자세를 유지하려고 노력하라. 다리를 들어 천천히 구르면서 자세를 풀어 준다. 이때 팔과 머리는 계속 바닥에 닿아 있는 상태를 유지한다.

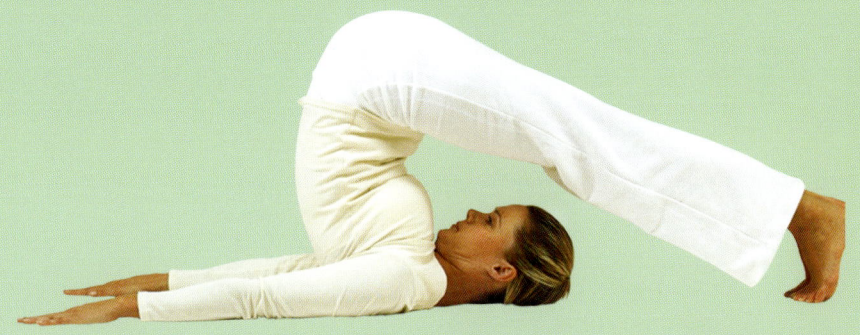

싱하사나(Simhasana) : 사자 자세

1. 무릎을 꿇고 손을 무릎이나 넓적다리 위에 올려라. 콧구멍으로 숨을 깊게 들이쉰다.
2. 입으로 숨을 충분히 내쉬면서 입을 크게 벌리고 혀를 내밀고 눈을 크게 뜨고 사자처럼 으르렁거려라. 2~3차례 반복한 후, 이완한다.

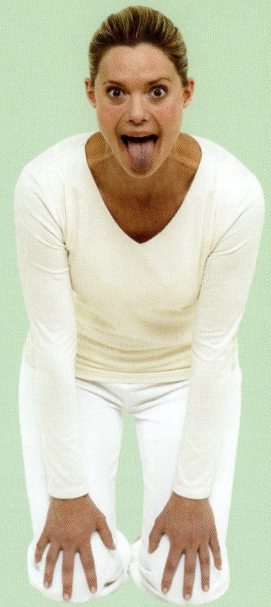

부차적인 차크라
거북 차크라

인후 차크라와 심장 차크라 사이에 쿠르마(Kurma), 즉 거북을 연상시키는 부차적인 차크라가 빛나는 에너지 패턴으로 놓여 있다. 이 에너지 센터에 대한 명상은 때때로 겨울잠에 비유되는 평온함을 불러온다.

거북은 안정과 변함없는 의지를 나타내는 우주적 상징이다. 거북이 한번 머리와 다리를 몸속으로 집어넣기로 결심했다면 어떤 것도 그 마음을 바꿀 수 없다. 인도 신화에서 우주를 지탱하는 것이 거북이다. 거북의 네 다리와 머리, 꼬리는 다섯 감각과 마음에 대한 비유로 볼 수 있다. 자신의 사지와 머리, 꼬리를 집어넣고 자신 속에서 평온함을 유지하는 거북의 능력은 요가에서 프라티야하라(Pratyahara)라는 요가 수행의 상징이다. 흔히 '감각 거두어들이기'로 번역되는 이 수행은 감각들로부터 정신적 에너지를 거두어들인다고 묘사하는 것이 더 적절하다.

감각들은 에너지 원천에 플러그를 꽂을 때에만 작동하는 전자제품과 같다. 예를 들자면 책에 집중하고 있을 때는 전화벨 울리는 소리를 듣기 어렵다. 귀에는 전혀 이상이 없지만 정신 에너지가 눈을 향해 있기 때문이다. 프라티야하라에서는 의도적으로 에너지 원천에서 감각들로 전해지는 에너지를 차단한다. 앉아서 명상할 때 감각들을 차단하려 노력하라. 에너지가 마음으로부터 눈, 코, 귀, 피부, 입 또는 손이나 발(감각기관은 인식 기관과 행위 기관을 포함함)로 가지 못하게 하라. 곧 보고 냄새 맡고 듣고 만지고 맛보고 말하고 움직이고 일하기를 중단하라. 정신 에너지가 더 이상 새어나오지 않을 때, 당신은 프라티야하라를 수행하는 중이어서 안정되고 평온한 거북의 속성을 띠게 된다.

> "인후의 구멍에 있는 거북에 대해 지속적으로 집중함으로써, 신체와 마음의 고요함이 획득된다."
> 파탄잘리(Patanjali), 『라자 요가 수트라 Raja Yoga Sutra』, 3. 31

거북 차크라 명상

1. 편안한 명상 자세로 앉아, 다리를 포개고 등을 곧게 펴라. 호흡이 자연스러워지도록 몇 분 정도 시간을 보낸다.
2. 눈을 감고, 의식을 몸의 안쪽으로 가지고 간다. 가지가 뻗어 나와서 기관지를 형성하는 호흡기관 바로 위의 복장뼈(흉골) 상부에 있는 거북 차크라의 위치를 의식하라.(23쪽 참조)
3. 의식을 거북 차크라로 향하게 할 때, 의도적으로 천천히 호흡하라. 그런 다음, 숨이 거북 에너지 센터를 통해서 지나갈 때 마음으로 그 숨을 지켜보라. 단지 이 집중을 유지하기만 하라. 감각들의 '전원을 끄는 것'과 같은 이 집중이 감각들에게 활동을 중단하도록 명령하는 것보다 더 효과적이다.
4. 명상하는 동안 마음이 이리저리 움직일 때마다 그저 초점을 되돌려 거북 차크라에 있는 숨으로 가져오라.
5. 매일 적어도 20분간 명상하고, 점차 45분까지 늘려 가라. 수행을 해 나가면서 감각들이 점차 균형 잡히고 고요해질 것이다. 거북 차크라가 열리면 고요한 내면의 평화와 정서적인 깊은 안정감을 경험하게 된다.

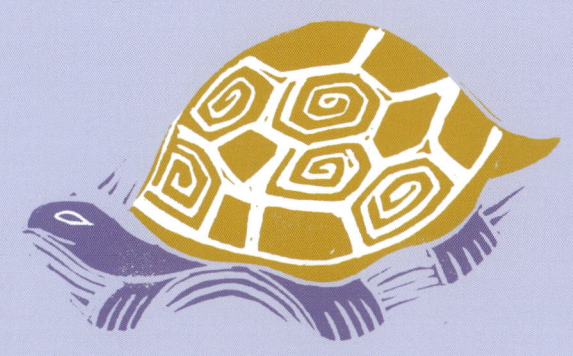

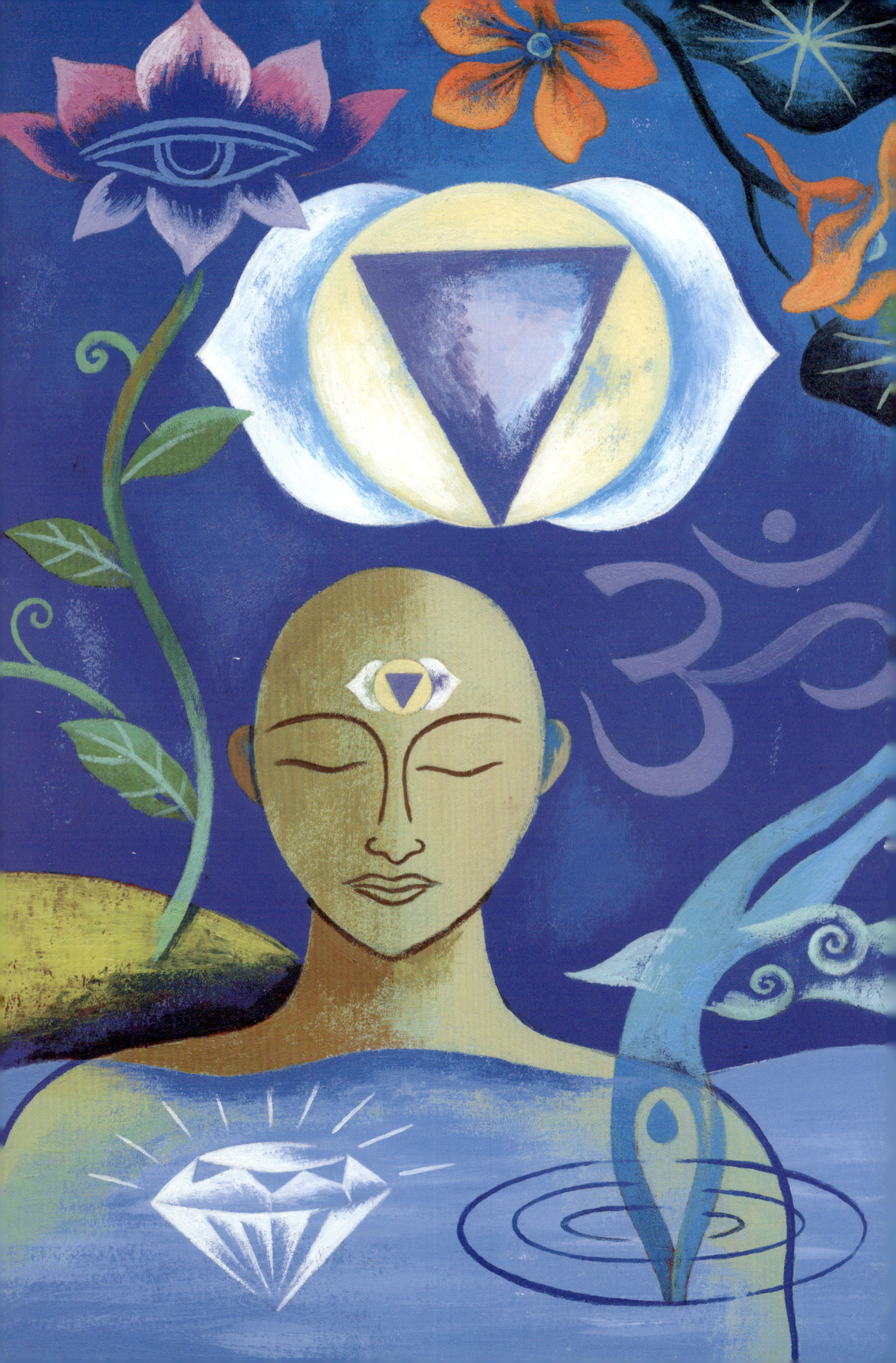

CHAPTER 6

아즈나 차크라
지혜의 자리

흔히 '제3의 눈' 또는 '마음의 눈'으로 언급되는 아즈나, 즉 미간 차크라는 미세 신체에 있는 명령 센터다. 이 센터는 다섯 가지 감각 기관뿐 아니라 의식적·무의식적 마음을 관장하고, 다른 차크라들과 관련된 에너지 통로들을 통제한다. 미간 바로 위에 위치한 아즈나 차크라는 세 개의 주요 나디, 즉 에너지 통로의 마지막 합류점을 형성한다. 왼쪽의 이다와 오른쪽의 핑갈라는 여기에서 끝난다. 한편, 중앙의 수슘나는 정수리 차크라를 통해 보다 높은 단계의 의식으로 계속 이어진다.

이 차크라의 다른 이름은 갸나-파드마(Jnana-Padma), 즉 '지식을 주는 연꽃'이다. 이 장의 명상법들은 지혜와 명료한 통찰력, 증가된 직관력을 주어서 삶의 더 큰 그림을 볼 수 있게 한다.

아즈나 차크라 이해하기

아즈나 차크라는 마음과 자아의식을 관장한다. 엄밀히 말해서 이 차크라에 연관된 요소는 없지만, 그럼에도 마음을 미간 차크라의 요소로 생각할 수 있다. 마음은 감각과 생기 에너지를 통제하기 때문이다.

모든 차크라 중에서 이곳의 에너지가 인성에 가장 강력한 영향을 미친다. 아즈나 차크라는 판단력과 감성 지능(타인의 감정을 이해하고 수용하고 자기의 감정을 조절하는 능력) 및 현실성, 합리성, 지혜에 대한 관념의 자리다. 여섯 가지 영적 능력은 이 차크라와 연관되어 있다. 이것들을 하나씩 살펴보면 각각 걸리는 것 없는 명상, 완전한 집중, 완전한 주의집중을 관리하는 능력, 생각의 통제, 삼매(초의식 상태), 깨달음의 성취다.

아즈나 차크라가 열리고 균형 잡히면 자신의 주관적인 판단을 배제하고 세상을 볼 수 있다. 왜냐하면 감각의 범주 내에 있는 모든 것뿐 아니라(이 센터는 직관과 심령적 인식의 원천이다.) 감각을 넘어서 있는 모든 것을 인식하기 때문이다. 또한 현재에 속박되어 있는 이다나 핑갈라와 달리, 에너지들이 합쳐지는 이곳에서는 시간을 초월한 영역으로 들어간다. 그리하여 과거로부터 배우고 현재의 흐름들을 깨달을 수 있으며, 심지어 미래를 '알고' 계획할 수도 있다.

아즈나 차크라의 에너지 흐름에 이상이 없다면 마음은 집중이 잘되고 생기가 넘치면서도 알맞게 통제된 상상력이 발휘한다. 카리스마 있고 매우 직관적이며, 물질적인 부유함에 집착하지 않을 수 있고, 심령적 현상을 경험하기 쉽다.

반대로 아즈나 에너지가 부족하면 의사소통이 어려워지거나 수행과 내적 통찰력이 부족해질 수 있다. 기억력이 나빠지고 성공을 두려워하고 미묘한 신호들을 이해하지 못하게 되기도 한다. 그 결과 당신의 시야와 기준들이 너무 낮게 고정되는 경향이 발생한다.

아즈나 차크라

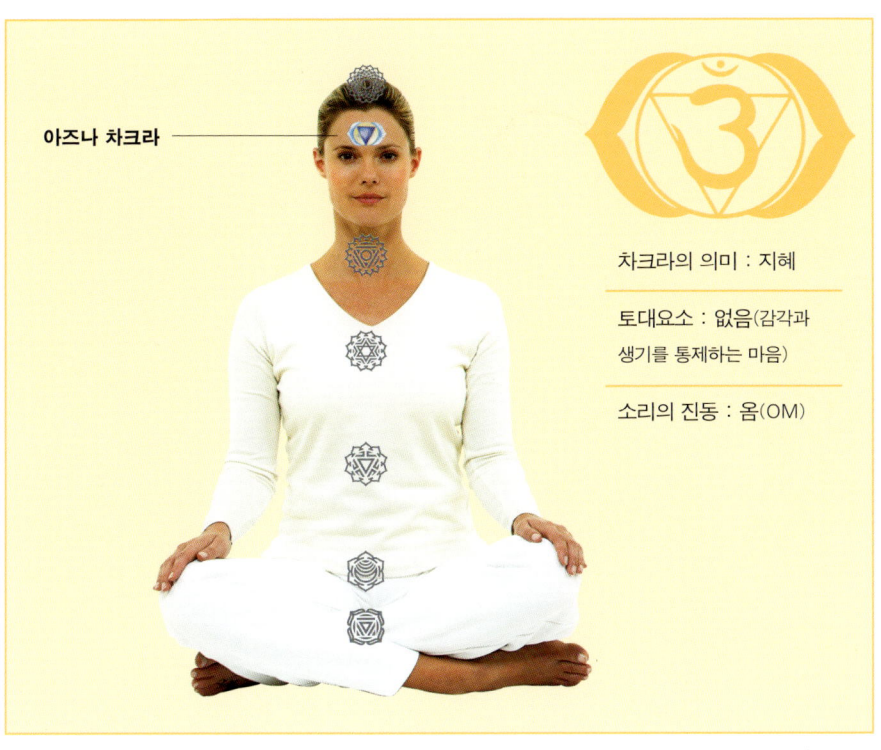

차크라의 의미 : 지혜

토대요소 : 없음(감각과 생기를 통제하는 마음)

소리의 진동 : 옴(OM)

또한 아즈나 차크라의 에너지가 지나치면 마음이 직관에 적절히 맞추어질 수 없을 것이고, 그리하여 직관을 믿을 수 없게 될 것이다. 이를 상쇄하기 위해, 어떤 사람들은 독단적이고 거만한 사람이 되거나 지적인 면을 앞세워 지나치게 이성적이고 권위적인 사람이 될 수 있다. 그들은 과도한 '두뇌' 에너지를 보여 주지만 '심장'이 전혀 없다. 왜냐하면 에너지를 지나치게 위로 끌어올림으로써 하위 차크라들에 저장된 에너지를 고갈시켜 버렸기 때문이다. 아즈나 차크라는 안정적인 하위 차크라들의 지원이 필요하다. 따라서 이러한 상태는 아즈나 차크라에도 해로운 일이다.

다행히 건강한 아즈나 차크라는 하위 차크라들의 균형을 촉진한다. 이런 이유로 많은 요가 수행자가 미간 센터에서 차크라 명상을 시작한다. 이 차크라는 가장 쉽게 깨울 수 있는 차크라이기도 하면서, 종종 다른 차크라들을 여는 데도 도움을 준다. 그리고 다른 차크라들의 불균형으로 인한 부정적인 결과를 상쇄하기도 한다.

물질적 신체에서 아즈나 차크라는 눈, 귀, 코, 머리뼈의 바닥을 관장한다. 심한 에너지 불균형은 시각에 관련한 문제나 두통, 편두통, 현기증, 정신착란, 나쁜 기억력, 불면증, 급성고름코곁굴염(급성화농부비동염)의 원인이 될 수도 있다.

아즈나 차크라를 활성화하고 이와 함께한다면, 직관력을 향상시키고 삶의 목적에 대한 관점을 보다 명확하게 얻을 수 있다. 또한 상징을 활용해 생각하는 능력이 발달하고 더 창조적인 사람이 되어서 세상을 보는 새로운 방법들을 언제나 찾을 수 있게 된다. 그렇게 함으로써, 자아의식과 지적 자만심으로 된 심령 에너지 결절인 루드라 그란티(41쪽 참조)를 돌파하여 궁극의 목표인 우주 의식에 더 가까이 다가갈 수 있을 것이다.

아즈나 에너지의 균형을 바로잡는 질문

이 장의 명상법들을 수행해 나갈 때, 자신에게 다음의 질문들을 해 보라. 이 질문들은 당신이 어떻게 자신의 아즈나 에너지를 막고 있는지 깨닫고, 이것을 어떻게 다시 균형 잡을 수 있는지 이해하는 데 도움을 줄 것이다.

- 삶을 보다 더 큰 그림에서 볼 수 있는가? 어떻게 하면 이것을 더 잘 볼 수 있을까?
- 나의 에고가 말하는 것을 들을 수 있는가? 마음과 생각이 일치하는가?
- 나 자신의 기준을 너무 높게 설정하고 있지는 않은가?

  만일 높게 설정하고 있다면, 결연한 노력으로 기준보다 더 높게 성취해 낼 수 있는가?

- 어떻게 삶을 더 나아지게 할 수 있을까? 이를 위해서 어떤 노력을 해야 할까?

얀트라 명상
미간 차크라 자각하여 깨우기

아즈나 차크라의 이미지인 얀트라(오른쪽 참조)를 심상화하면, 당신은 에너지적 신체 안의 주요 흐름들이 어떻게 여기서 하나로 합쳐지는지 느낄 수 있을 것이다. 이것을 느낄 때 몸과 마음 안에 있는 보완적 에너지들이 통합되기 시작한다. 이러한 통합은 이 차크라를 관장하는 인도의 신인 아르다나리슈와라(Ardhanarishwara)로 상징된다. 반은 남성이고 반은 여성의 형상을 한 이 신은 주요 나디들의 상반되는 속성들을 하나로 합치는 것을 나타낸다.(37쪽 차트 참조)

1. 낮은 탁자를 깨끗한 천으로 덮고, 앉았을 때 눈높이 약간 아래에 얀트라를 있게 한다. 초를 켜고 향을 피워라.(155쪽 참조)

2. 똑바로 편안하게 앉는다. 가급적 등을 곧게 펴고 다리를 포개고 앉아라.(24쪽 참조) 10~20회 심호흡을 한 다음, 호흡을 안정시켜라.

3. 그림을 보며 일반적인 느낌을 받아 보라. 대부분의 차크라 상징이 연꽃과 비슷하지만 이것은 다르다. 양쪽에 순백색의 꽃잎을 가진 흰색의 빛나는 원이 이 차크라의 방출하는 에너지를 어떻게 둘러싸고 있는지 보라. 각 꽃잎이 몸에서 쉬바(남성적, 수동적 에너지)와 샥티(여성적, 활동적 에너지)라는 상반되지만 보완적인 에너지들을 어떻게 상징하는지 생각해 보라. 두 꽃잎은 몸에서 남자와 여자의 모습으로 나타난다. 주요 두 나디, 즉 이다와 핑갈라가 어떻게 미간 차크라(36~37쪽 참조)에서 만나는지 숙고해 보라.

4. 중앙의 원에 초점을 맞춘다. 이곳에 있는 산스크리트 문자는 미간 차크라의 만트라인 옴(OM)이다. 이 신성한 단음절은 절대 의식을 상징한다.

5. 원한다면 134~135쪽에 있는 찬팅 명상과 함께 수행할 수도 있다. 매일 적어도 20분간 얀트라 명상을 수행하라.

아즈나 차크라

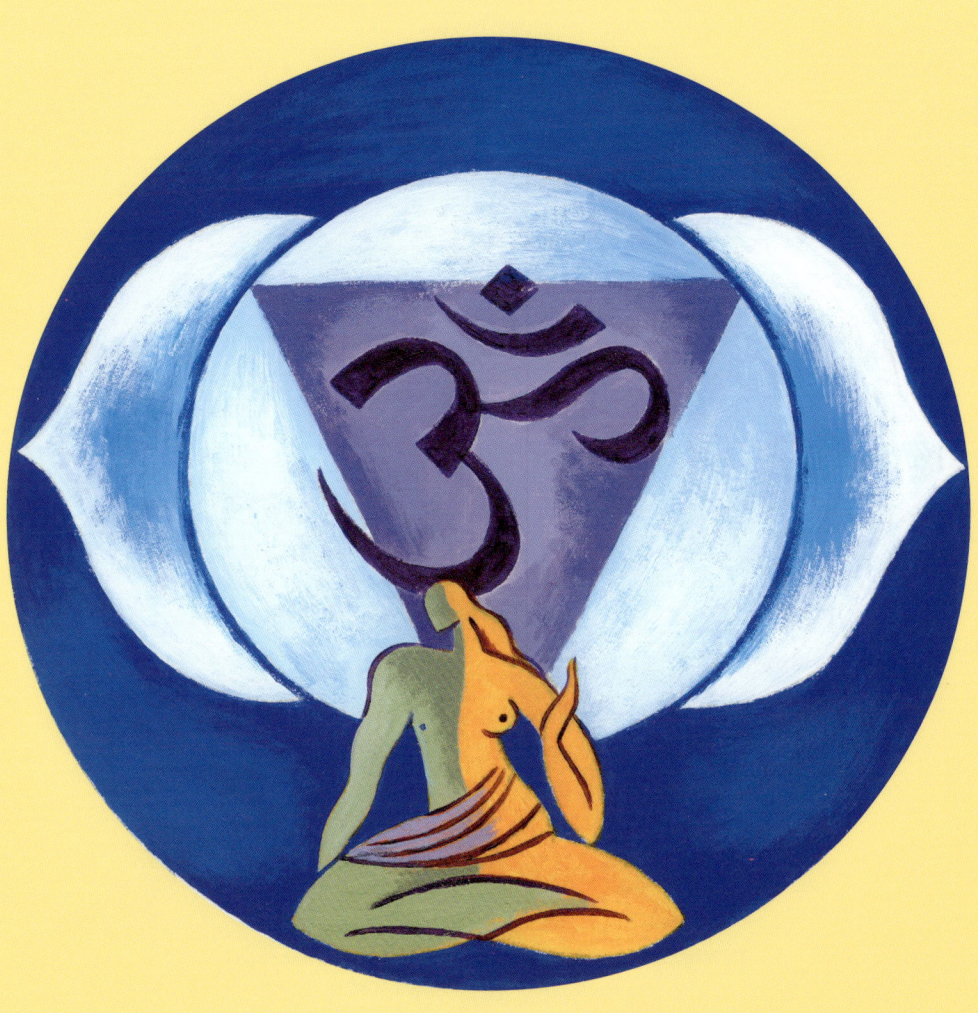

더 나아가기

이 얀트라 명상을 몇 달간 수행한 후에, 강해진 집중력과 통찰력을 바탕으로 다른 사람들에게 더 깊게 공감할 수 있게 되었는지 자신을 관찰해 보라. 그렇다고 느껴지면 얀트라에 대해 명상하는 대신에, 앉아서 눈을 감고 미간 센터에 집중하고서 적어도 30분간 그 이미지를 심상화하라.

내면의 침묵
마음 가라앉히기

마음은 몸의 감각들과 프라나를 통제한다. 그러나 마음이 가만히 있지 못하면, 생각과 느낌, 욕망의 연이은 물결에 압도당하고 말 것이다. 현실로 나타나진 않았지만 그럴 가능성을 가진 잠재태로서 마음에서 생겨나고 지속되는 여러가지 것들에 의식이 확 끌려가 내면의 평화가 거의 없게 될 것이다.

요가철학에서 호수나 바다는 자주 마음에 비유된다. 물이 고요하다면 아무것도 바닥에 있는 진흙이나 모래를 휘젓지 않는다. 맑은 물을 흐릴 파도도 일지 않는다. 마찬가지로 생각이 마음이라는 호수나 바다에 가라앉을 때, 고요함을 느끼고 맑음을 느껴라. 다음의 시각화 명상은 당신이 그러한 평온을 경험할 수 있도록 도와준다.

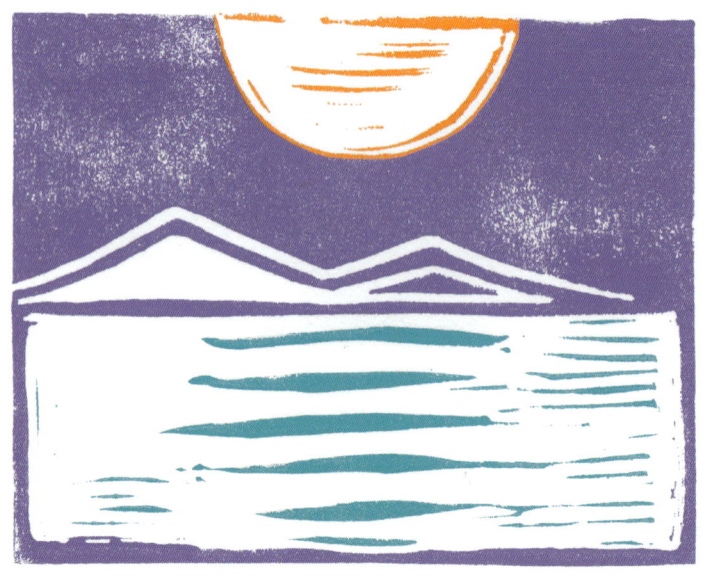

"생각의 물결이 고요해질 때, 보는 자는 자신의 참된 광휘를 경험한다."
파탄잘리, 『요가 수트라』, 1. 3

마음-호수 시각화 명상

1. 명상 자세로 편안하게 앉아, 다리를 포개고 등을 곧게 펴라. 눈을 감는다. 몇 차례 깊게 호흡한 다음, 느려진 호흡이 자연스러워질 때까지 안정시켜라.
2. 의식을 미간 센터로 옮겨와서 마음을 호수라고 상상하라. 처음에는 마음이라는 호수의 수면에 이는 많은 물결을 볼 수 있을 것이다. 이 물결들은 현재의 생각과 관심사들이다.
3. 이제 누군가 크고 아름다운 다이아몬드를 호수에 빠뜨린다고 상상하라. 조용히 호수 바닥에서 밝게 빛나는 이 보석을 보려고 노력하라. 지나치게 열심히 노력하면 호수의 물을 휘저어 다이아몬드가 보이지 않을 정도로 진흙탕을 만들고 말 것이다. 방해하는 생각들이 떠오를 때마다 그것들을 쫓아 버리려고 하지는 마라. 그럴수록 힘이 더 세져서 돌아올 뿐이다. 대신에, 가만히 다이아몬드를 보는 데 모든 주의를 집중하라.
4. 호흡을 서서히 낮추어 잔잔해질 때까지 그대로 둔다. 호흡과 밀접하게 연결되어 있는 마음은 더 고요해지고, 어떠한 잔물결이라도 서서히 가라앉을 것이다. 그 결과 마침내 명확하게 다이아몬드를 볼 수 있게 된다.
5. 다이아몬드의 이미지를 고수하라. 마음을 가라앉히고 그 보석에 집중하는 것이 어떻게 소리 없이 깊은 내면의 고요함을 가져오는지 주목하라. 모든 감각을 침묵에 집중함으로써 다이아몬드의 이미지가 사라지고 침묵이 당신을 감싸게 두라. 이 침묵을 보고 냄새 맡고 만질 수 있다고 상상하라. 이것이 성경과 다른 영적인 작품들에서 말하고 있는 "모든 이해를 초월하는" 평화다.
6. 적어도 20분간 명상을 계속하라. 그런 다음, 내면의 평화에 감각이 머물게 하면서 다리를 쭉 펴고 몇 분간 조용히 앉아 있는다. 일상으로 돌아왔을 때 이 의식 상태를 유지하려고 노력하라. 수행이 진전되면 이 명상 시간을 45분까지 늘려 간다.

트라탁
촛불 응시하기

'지속적 응시'를 뜻하는 트라탁(Tratak)은 아즈나 차크라를 정화하고 강화하기 위한 탁월한 명상법이다. 가장 흔한 수행법은 일정 시간 동안 눈을 깜박이지 않고 불꽃을 응시하는 것이다. 그러나 흰색 벽에 찍힌 한 개의 검은 점과 같은, 배경과 선명하게 대조되어 두드러지는 시각적 이미지를 집중점으로 사용하여서 트라탁을 수행할 수도 있다. 또는 코끝에 시선을 집중하거나 위로 올려 미간으로 모아서 할 수도 있다.(159쪽 참조)

정신적인 면에서 이 수행법은 강렬한 집중을 유도한다. 한 점을 계속 응시하면 육체적으로 눈의 근육들과 이마의 신경 센터들이 강화된다. 반사적인 눈 깜박임을 억제할 때 눈에서 나는 눈물은 눈과 눈물길(누관), 코곁굴(부비강)을 깨끗하게 한다.

트라탁 명상을 시작하기 전에 팔이 닿을 법한 위치에 초를 놓아라. 앉았을 때 눈높이에 초가 있어야 하므로 의자나 낮은 테이블 위에 둔다. 초를 켠 다음, 모든 전등을 끄거나 커튼을 쳐서 방을 어둡게 하라. 명상을 시작하기 전에 방에 외풍이 전혀 없어야 한다는 점을 명심하라. 불꽃이 흔들리지 않고 안정적으로 유지되어야 한다.

> "눈에서 눈물이 나올 때까지 집중하여 (눈꺼풀을 깜빡거리지 않고서) 극히 작은 대상을 바라보라. 구루들은 이것을 트라타카(trataka)라고 부른다. 트라타카는 눈에 관한 모든 질병과 게으름을 제거한다. 그러므로 귀중한 보석함처럼, 조심스럽게 이것을 비밀로 보존해야만 한다."
> 『하타 요가 프라디피카 Hatha Yoga Pradipika』, 2. 31~32

트라탁 명상

1. 촛불을 향해서 편안한 명상 자세로 앉는다. 다리를 포개고 등을 곧게 펴라. 척주와 머리는 위로 쭉 뻗고 몸은 이완한다. 양손을 느슨하게 쥐고서 넓적다리에 올려둔다.

2. 눈을 크게 뜨고 깜빡거리지 않으려 노력하면서 불꽃에 시선을 고정하라. 얼굴과 눈 근육에 긴장이 없는지 점검하면서 긴장을 이완한다. 눈이 안쪽으로 몰리거나 초점을 잃지 않도록 하라.(여러 이미지가 보인다면 이 현상을 알게 될 것이다.) 불꽃을 깊이 들여다보라. 불꽃이 다른 색으로 된 몇 개의 원을 가지고 있다는 것에 주목하라. 약 1분 정도 이 원들을 계속 응시하라.

3. 천천히 눈을 감아라. 눈 근육을 이완하고, 응시했던 불꽃을 심상화하라. 마음의 눈으로 이것을 보라. 밝은 불빛에 시신경이 자극받아서 지속되는 불꽃의 '물질적인' 이미지에 집중하지 마라. 대신에, 마음으로 다양한 빛깔의 원으로 이루어진 정신적인 불꽃 그림을 그려라. 미간 차크라를 강화하기 위해서, 1분간 촛불의 정신적 이미지를 미간 사이의 점에 확고하게 유지하라.

4. 2~3단계를 반복하라. 이번에는 2단계에서 3분간 눈을 뜬 상태를 유지한다. 그런 다음 3단계에서 눈을 감을 때, 마음의 눈에 확고하게 고정된 촛불의 이미지를 유지하면서 10~20분간 앉아 있는다. 이 명상에 더 숙달되면, 2단계에서 촛불을 응시하는 시간을 서서히 늘려서 5분까지, 심지어 10분까지도 한다.

아즈나 에너지와 함께하기

다음의 방법들은 집중력을 높이고 아즈나 차크라의 정체된 에너지를 정화하는 데 도움을 준다. 명상을 하기 전에 목욕을 하거나 손과 얼굴을 씻는 것도 자기 자신을 다른 에너지들로부터 정화하는 방법 중 하나다. 임신 중이거나 질병을 앓고 있다면 단식을 하거나 에센셜 오일을 사용하기 전에 의사와 상담하라.

바르는 파우더

인도에서는 전통적으로 명상을 고무하기 위해서 '제3의 눈'에 세 가지 파우더를 바른다. 파우더는 대형 상점이나 온라인에서 구입할 수 있다.

- **비부티**는 신성한 재를 뜻한다. 신의 파괴적 측면을 나타내고 부정성을 없애 준다. 세수를 하고 나서 이마의 왼쪽에서부터 오른쪽까지 오른손의 새끼손가락, 약손가락, 가운뎃손가락으로 세 줄을 그어라. **찬다나**(Chandana)는 냉각 효과가 있는 백단가루 반죽을 말하는데, 신성한 의식의 안정적 측면을 나타낸다. 비부티를 바르고 나서, 오른손의 약손가락으로 미간에 이 반죽으로 된 점을 찍어라. **쿰쿰**(Kumkum)은 꽃들로 만든 분말이다. 우주의 창조적 측면을 나타낸다. 비부티와 찬다나를 바른 뒤에, 역시 오른손의 약손가락으로 미간에 쿰쿰으로 된 점을 찍어라.

플라워 에센스

명상을 하기 전에 에센스 4방울을 혀 아래에 떨어뜨려 두거나 물에 타서 마셔라.

- **클레마티스**는 의식을 집중시키고, 현재에 대해 올바르게 평가할 수 있도록 일깨운다. **클라리 세이지**는 직관적인 통찰력을 발휘하지 못하게 만드는 장애를 제거한다. 비전을 제시해 준다. **페튜니아**는 경이감을 발달시킨다. 꿈을 위해 노력하도록 용기를 북돋는다.

"여기서 불멸의 씨앗이 가을 달처럼 불쑥 튀어나온다.
아즈나 차크라에 대해 명상하는 자는 현상세계라는 혼합물로부터 참된 실재의 우유를 추출한다."

『쉬바 상히타 Shiva Samhita』, 5. 97

에센셜 오일

명상 전에 목욕을 할 때, 1티스푼의 당근씨 오일에 3~5방울의 에센셜 오일을 섞어서 욕조를 채울 때 흐르는 물에 부어라.

• **레몬**은 아즈나 차크라의 에너지를 재충전하고 정화한다. • **향나무**는 내적 이상(비전)을 명확하게 한다. 자기 자신을 불신하는 마음을 없애 준다. • **로즈마리**는 영적 진리들과 자신을 연결시켜 준다. 부정성으로부터 보호하고, 생각을 명료하게 만든다. • **백단**은 감정을 진정시키고, 마음을 가라앉힌다. 지나치게 분석하는 경향을 없애 준다. • **라벤더**는 아즈나 차크라와 다른 차크라들을 조화시킨다.

수정, 보석, 원석

명상하기 전에 원석을 장신구로 착용하거나, 차크라 옆에 두어라. 아니면 그냥 손에 쥐고 있어도 좋다.

• **자수정**은 보다 높은 영역들로 에너지를 끌어올려 직관에 접근하게 해 준다. 불안함이나 애매함이 있는 곳에 평온함과 명료함을 가져다준다. • **묘안석** 또는 **호안석**은 정수리 차크라로부터 뿌리 차크라까지 이어지는 연결성을 강화시킨다. 이 보석에 유향 오일 2방울을 발라라. • **터키석**은 심령적인 연결성들을 높여 준다. 나디, 차크라, 신체 에너지장을 강화하고 정렬한다. 이마 위에 올려 두라.

향

• **유향 수지**는 깊고 천천히 호흡하도록 돕는다. 마음을 선명하게 하고, 명상 상태로 데려다준다. 숯불 위에 올려놓고 피워라. • **백단**은 마음을 정화하고 집중하게 해 준다.

단식

음식을 절제하면 몸과 마음이 자유로워져 영적인 문제들에 보다 잘 집중할 수 있게 된다. 하루 종일 물만 마시는 단식이 어렵게 느껴진다면, 과일 주스만 마시거나 즙이 많은 과일을 먹어라. 그러나 그중에서도 탄수화물이 많이 든 바나나는 피하라.

아즈나 에너지를 위한 요가 아사나

할 수 있다는 자신감이 생길 때 아르다 시르샤사나(Ardha Sirshasana, 반물구나무서기 자세)를 한 단계씩 차례로 해 나가면 좋다. 머리나 목이 아니라 팔꿈치로 체중을 안전하게 지탱하기 위해서 특별한 주의를 기울여라. 아즈나는 마음의 영역이기 때문에, 십자말풀이와 스도쿠처럼 긍정적인 '마음' 게임들을 하면 아즈나 에너지를 강화하는 데 유용하다.

아르다 시르샤사나 : 반물구나무서기 자세

1단계

무릎을 꿇어 발꿈치 위에 엉덩이를 대고 앉아서 양쪽 팔꿈치를 각각 반대쪽 손으로 움켜쥔다. 그런 다음, 바닥에 양쪽 팔을 내려놓고 팔꿈치에서 양손을 푼다. 그리고 양손으로 깍지를 껴서 양쪽 팔꿈치와 깍지 낀 손으로 삼각대를 만들어라.

2단계

뒤통수에 깍지 낀 손이 밀착되도록 머리를 바닥에 놓는다. 천천히 무릎을 편 다음, 머리 위쪽의 일직선상에 엉덩이가 올 때까지 앞으로 걸어가라. 이 상태가 충분히 편안하게 느껴질 때에만 3단계로 넘어간다.

3단계

엉덩이가 낮아지지 않게 유지하면서 무릎을 굽힌 다음, 발을 엉덩이 쪽으로 들어 올린다. 이때 무릎은 굽힌 상태를 유지한다. 점프하거나 빨리 움직이지 마라. 동작을 천천히 하라. 총 3분이 될 때까지 자세를 유지하려고 노력한다. 깊게 호흡하면서 미간의 한 점에 계속 집중한다. 천천히 내려와서 바닥에 머리를 대고 몇 분간 휴식한다.

아즈나 차크라

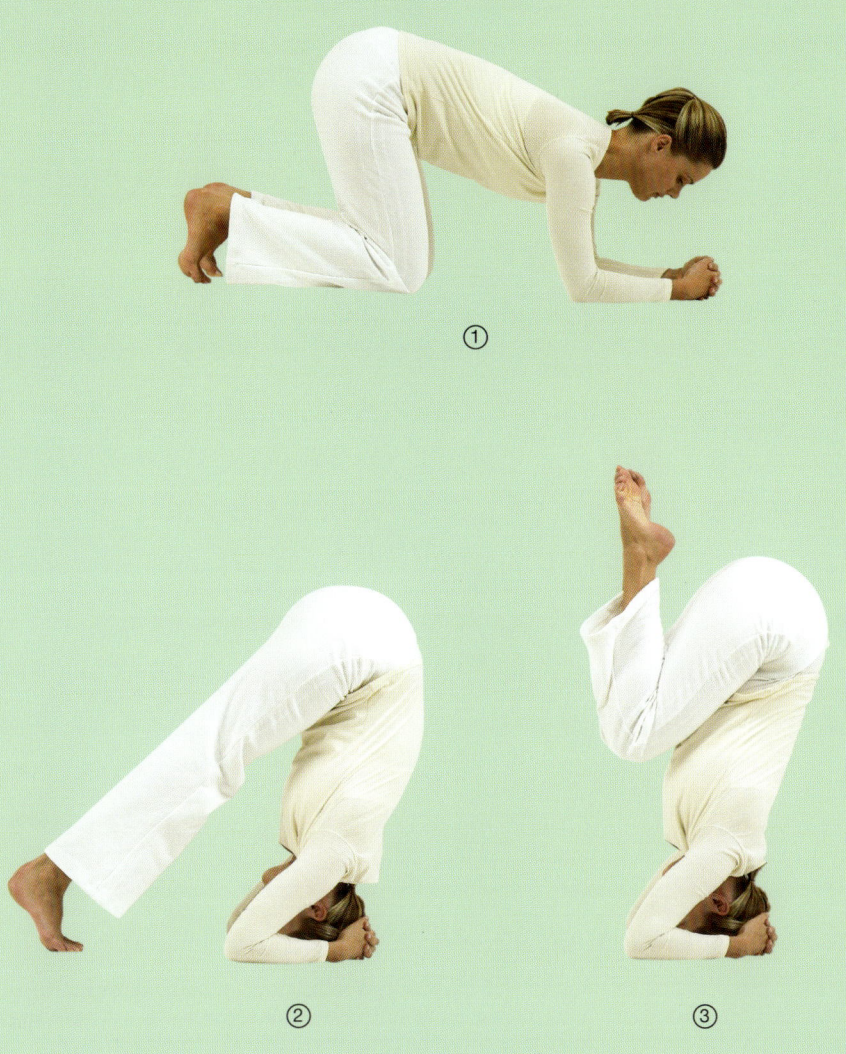

① ② ③

부차적인 차크라
소마 차크라

구개의 맨 윗부분 바로 위에 소마(Soma) 또는 인두(Indu) 차크라로 알려진 부차적인 차크라가 있다. 이 에너지 센터는 달의 고요한 에너지와 관련이 있다. 이 차크라에 대한 명상은 긴장과 근심을 누그러뜨리고 화를 진정시키며 평화롭고 만족스러운 감정을 경험하게 한다. 이 차크라와 함께하면 다른 차크라들과 연관된 요소들을 통제할 수 있는 힘도 얻게 된다.

소마 차크라는 왼쪽 콧구멍으로 숨을 들이쉬거나 나사그라 드리슈티(Nasagra Drishti, 코끝 응시하기, 오른쪽 참조)를 함으로써 활성화된다. 의식을 왼쪽 눈썹의 아치 중심부 바로 안쪽 가까이에 두면 이 차크라를 알 수 있다. 그것을 16개의 꽃잎을 가진, 지극히 가볍고 여리며 눈 같이 흰 연꽃으로 심상화하라. 이 차크라는 부정한 것들을 씻어내는 불사의 힘을 가진 '신성한 감로'의 원천이라고 한다.

에너지 감로는 뇌의 양반구 사이의 '동굴' 또는 '빈 공간'에서 새어나온다고 여겨진다. 젊음을 보존하는 이 감로는 대부분 소마 차크라와 그 아래에 있는 다른 에너지 센터들을 통해 흘러내려서 태양신경총에 도달한다. 불행하게도 그 과정에서 마니푸라 차크라의 불에 의해서 이 감로는 '증발되어' 버린다. 그 결과 젊음의 에너지는 계속해서 낭비된다.

이 에너지가 아래로 떨어져 없어지는 것을 막기 위한 최선의 방법 중 하나는 회복하는 요가 자세인 비파리타 카라니(Viparita Karani, 오른쪽 박스 참조)를 수행하는 것이다. 고대의 몇몇 요가 문헌에서는 아래로 향한 신성한 감로의 흐름을 멈출 수 있다면 영원히 젊음을 유지할 것이며 활기와 스태미나로 충만함을 지속할 것이라고 주장한다. 그러한 말들은 상징적으로 해석하는 것이 최선일 것이다.

아즈나 차크라

소마 차크라 자극을 위한 코끝 응시하기

1. 등을 곧게 펴고 머리를 똑바로 들고서 명상 자세로 앉는다. 눈꺼풀을 반쯤 내리고 코끝을 응시하라. 처음에는 10초간 응시한 다음, 눈을 감고 이완한다. 눈이 긴장하지 않는다면 오랜 시간에 걸쳐 서서히, 한 세션에 1분까지도 응시한다.

2. 일단 긴장 없이 수행할 수 있게 되면, 가능한 한 눈꺼풀을 내리고 이마의 중앙을 향해 눈을 위로 쳐다보는 브루마디야 드리슈티(Bhrumadhya Drishti, 미간 응시하기)를 시도하라. 10초간 유지한 다음 눈을 쉰다. 응시하기를 1분 이상 할 수 있게 되더라도, 계속해서 오래 수행하는 것은 권하지 않는다. 가급적 선생님과 함께 수행하는 것이 좋다.

비파리타 카라니: 거꾸로 하는 자세

하체를 거꾸로 들어 올려서 위쪽 차크라들에 있는 에너지 '감로'를 보존한다. 그 결과 몸은 젊은 상태를 유지할 수 있다. 아침에만 수행하라.

1. 등을 대고 누워서, 다리를 모아 바닥에서 수직이 되게 들어 올린다. 손으로 엉덩이를 받치면서 다리가 머리 위에 올 때까지 몸을 위로 들어 올린다. 체중이 팔꿈치에 실려서 유지되게 하라.
2. 2~3분간 자세를 유지한다. 머리, 어깨, 위팔이 바닥에 닿아 있어야 한다는 점을 명심하라. 천천히, 조심스럽게 내려온다.

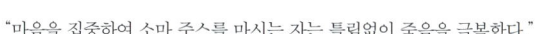

"마음을 집중하여 소마 주스를 마시는 자는 틀림없이 죽음을 극복한다."
『하타 요가 프라디피카 Hatha Yoga Pradipika』, 3. 44

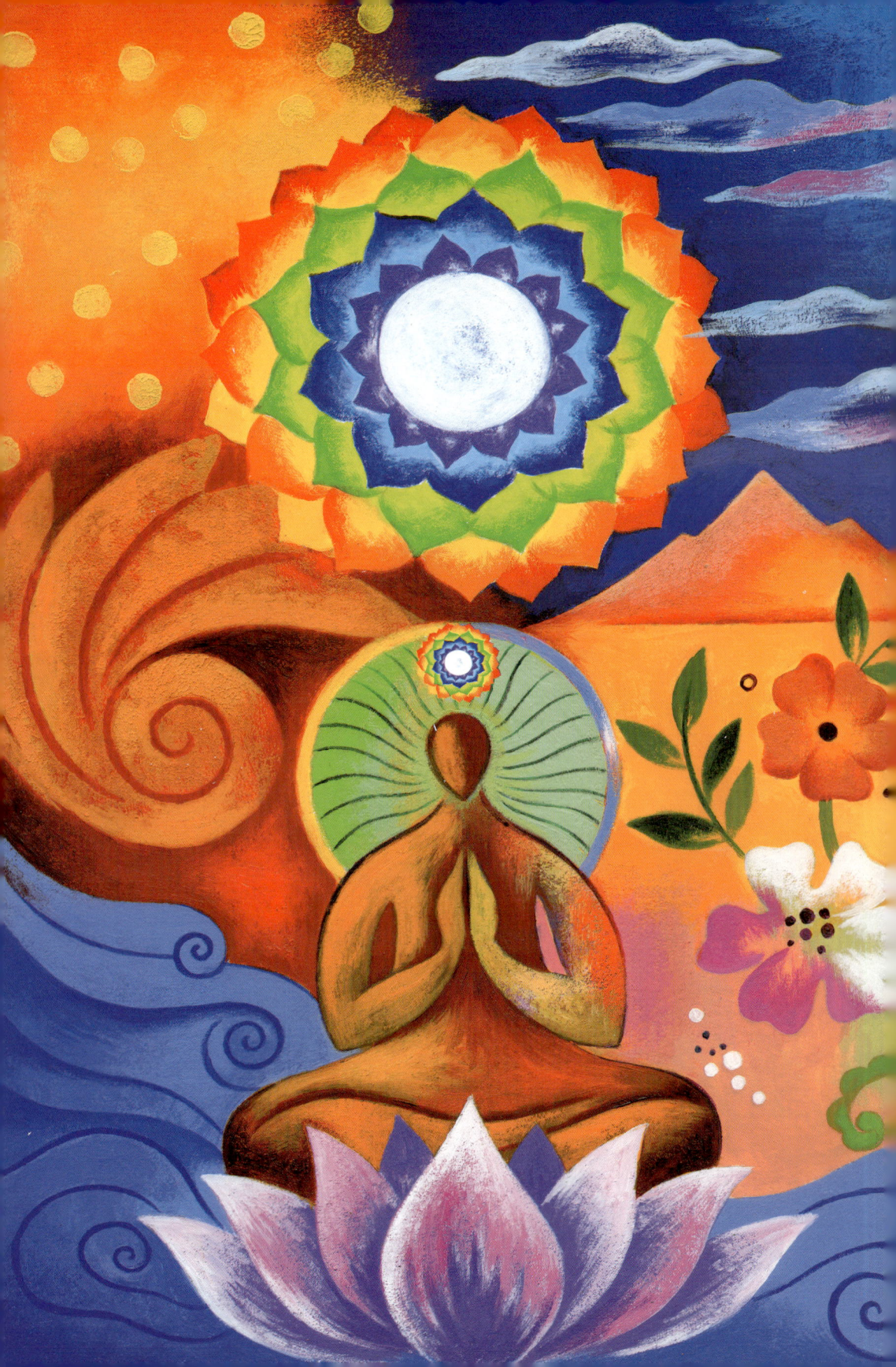

CHAPTER 7

사하스라라 차크라

신비적 센터

영원한 존재의 층위는 마음과 지성을 넘어서기 때문에 모든 세속적 활동들과 겉으로 드러난 모습에 대한 인식을 초월한다. 산스크리트로 사하스라라(Sahasrara)라고 알려진 이 층위는 개인 의식과 무한 의식을 연결한다. 천 개의 꽃잎으로 된 연꽃인 정수리 차크라의 영역이다. 일곱 개의 주요 차크라 중 가장 높은 것으로 간주되는 사하스라라 차크라는 우주 자체의 에너지로 들어가는 관문으로도 간주된다. 이 차크라는 당신을 삶의 세속적인 시각으로부터 영성, 집단 무의식, 절대적 자유로 이끄는 에너지 통로이자 불멸로 가는 사다리다. 정수리 차크라에 대한 명상은 불교도들이 공(空, Shunya)을 추구하는 것과 마찬가지로 요가 수행자들이 절대적 완전성(Brahman)을 깨닫기 위해 하는 노력이다.

사하스라라 차크라 이해하기

정수리 차크라는 생기 에너지인 프라나가 차크라 시스템으로 들어오는 입구다. 이 차크라가 계발되지 않았다면 다른 여섯개의 주요 차크라보다 더 크거나 빛나지는 않는다. 그러나 완전하게 깨어나면 '신비로운 센터'로서 모든 차크라 중에서 가장 웅장한 것이 사하스라라 차크라다. 하늘에서 천 개의 태양이 동시에 비추는 광채에 비유할 수 있다.

결연한 노력을 하면, 뿌리 차크라에 잠들어 있는 무한한 잠재 에너지를 정수리 차크라에서 완전하게 나타나도록 할 수 있다. 인도의 신화는 우리에게 '쿤달리니'라는 뱀의 힘을 이미지로 보여 준다. 쿤달리니는 일단 깨어나면 의식의 다양한 단계를 뚫고 정수리 차크라까지 올라가서 천 개의 머리를 가진 뱀인 세샤(Sesha)로 변화한다. 이 시점에서 자신이 우주의 나머지 부분으로부터 분리되어 있다는 환영은 사라진다.

정수리 차크라는 일상적 존재의 차원 너머에 있는 참된 실재의 나타남과 강력하게 연결된 지점에 있다. 그러므로 이것이 열릴 때 다차원적인 본질에 대해 더 잘 알아차리게 된다. 모신(母神)이나 부신(父神), 궁극적 실재 등 참된 실재를 무엇으로 보든지 사하스라라 에너지가 균형 잡힐수록 당신은 신성한 의식과 더 강하게 연결될 것이다. 정수리 차크라가 열리면, 에너지가 머리를 둘러싸는 것처럼 느껴진다. 이 찬란한 빛은 신, 성자, 천사들의 이미지에서 후광으로 나타난다. 심지어 군주의 왕관에 대한 영감으로 다가올 수도 있다. 왕관은 완전하게 열려서 활동하는 정수리 차크라를 상징하고, 군주가 신의 은총으로 통치한다는 것을 나타낸다.

드물게도 당신이 자유자재로 사하스라라 에너지에 접근할 수 있는 사람 중 한 명이라면, 환희의 감정은 당신의 일상에서 필수적인 부분일 것이다. 더 높은 근원으로부터 안내받아 신비한 가르침으로 이끌리게 될 것이다. 공인된 교리가 전해

사하스라라 차크라

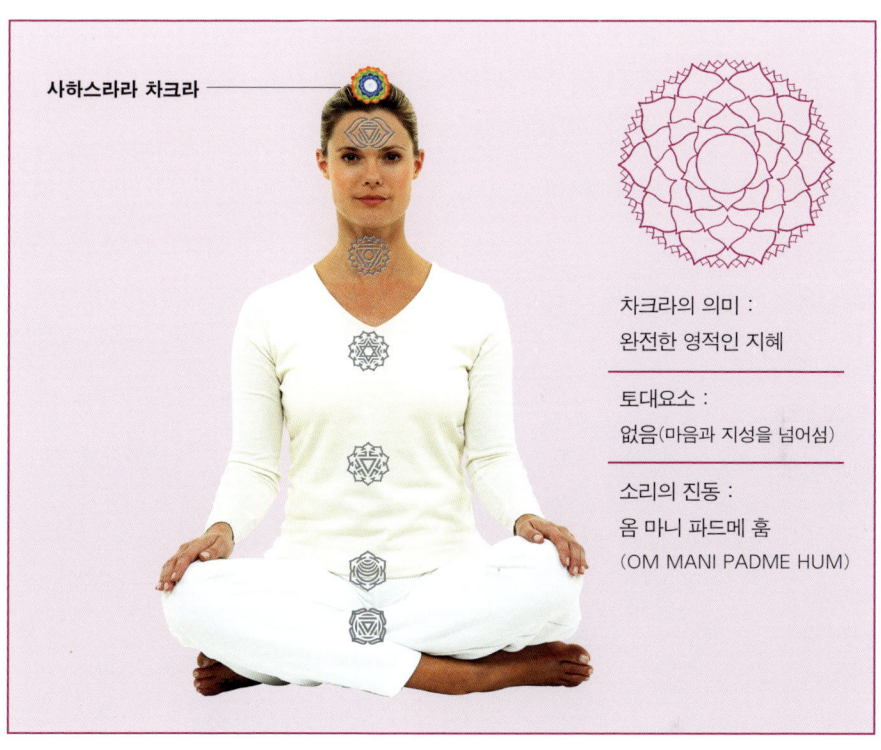

주는 영성이라기보다는 자연히 일어나는 내적인 경험으로서의 영성에 가까울 것이다. 통찰력을 갖게 되는데, 심지어 자연법칙을 초월하고 무의식과 잠재의식에 접근하여 기적을 행하는 자로 여겨질 수도 있다.

그러나 정수리 차크라가 잘못 정렬되면 지나치게 자기중심적인 사람이 되거나 시각이 협소해져 주위 세계와 관계맺기 어려워질 수 있다. 이 차크라가 불균형하면 에너지가 적을 수 있고, 에너지가 물질적 추구를 향하는 낮은 차크라에서만 맴돌 수도 있다. 정수리 차크라가 강하게 막히면, 상위의 근원으로부터 아래로 흐르는 에너지와 하위의 차크라로부터 위로 흐르는 에너지를 수용할 수 없는 상태가 된다. 정수리 차크라가 설령 부분적으로 막혔다고 하더라도, 우주의 풍요로움에 대한 경이가 없을 것이고 창조성에서 영감이 부족할 것이다. 그리고 사하스라라 에너지가 완전히 막히면 세속을 넘어선 시야로 볼 수 없어서 완전히 물질주의적인 사람이 되거나 극단주의자 쪽으로 휩쓸릴 수도 있다.

정수리 차크라에 대해 명상하면 직관적 지식, 심층적 이해, 견실한 영성이 생기고 경외심이 높아진다. 이 장의 명상은 당신을 존재의 다른 층위들과 연결시키고 삶의 모든 형태가 서로 성스럽게 연결되어 있음을 깨닫게 해 줄 것이다.

사하스라라 에너지의 균형을 바로잡는 질문

이 장의 명상법들을 수행해 나갈 때, 자신에게 다음의 질문들을 해 보라. 이 질문들은 당신이 어떻게 사하스라라 에너지를 막고 있는지 깨닫고, 이것을 어떻게 다시 균형 잡을 수 있는지 이해하는 데 도움을 줄 것이다.

- 부유함과 감각적 즐거움을 갈망하는가? 어떻게 이러한 갈망들을 놓아 버릴 수 있을까?
- 직관에 열려 있도록 나 자신을 허락하는가? 어떻게 이를 더 잘 이끌 수 있을까?
- 내가 세계를 신성의 나타남으로 볼 수 있도록 도와주는 것은 무엇일까?
- 내가 이 육체와 마음에 한정되지 않는다면, 나는 누구인가?

요소 명상
요소들 용해하기

물질적 신체는 우주를 형성하는 다섯 요소, 즉 '지, 수, 화, 풍, 공(또는 공간)'으로 이루어져 있다. 이 '현실'이라는 환영은 정신을 제한한다. 그래서 라야 친타나(Laya Chintana, 소우주를 대우주 속으로 흡수시키기)로 알려진 명상이 도움이 된다. 여기에서는 이웃하는 더 미세한 요소에 의해 용해되고 흡수되는 물질적 요소들을, 예를 들자면 불에 의해 증발되는 물을 마음에 그린다. 이는 세속적 경험을 초월하여 우주적 의식과 어떻게 연결되는지 이해할 수 있는 방법이다.

뿌리 차크라에 있는 가장 단단한 '지(地) 요소'를 떠올리는 것으로 수행을 시작하여, 흙이 액체인 물 속에 용해되는 것을 심상화하라. 그런 다음, 천골 차크라의 '수(水) 요소'가 불 속에서 기화한다. 태양신경총 차크라의 '화(火) 요소'는 바람과 공기 속으로 통합된다. 심장 차크라의 '풍(風) 요소'는 창공 속으로 흩어진다. 인후 차크라의 '공(空) 요소'는 미간 차크라에 있는 마음속으로 흡수된다. 마지막으로 마음은 정수리 차크라의 절대 의식 속으로 녹아 들어간다.

이는 가장 단단한 '지(地) 요소'가 형성되었던 과정을 역순으로 되짚는 것이다. 우리가 발 딛고 있는 행성은 단단하게 굳기 전에 (화산에서 뿜어져 나온 용암과 같은) 액체였다. 액체 이전에는 태양과 같은 불이었다. 불 이전에는 소용돌이치는 가스 덩어리였다. 가스들이 존재하기 이전에 그것들은 원초적인 공간이었다. 이 공간은 지고의 마음으로부터 왔고 이 마음은 순수 의식이었다.

다음의 명상을 시작하기 전에 확언들을 기억하라. 처음에 어려우면 누군가에게 당신을 위해 명상하는 동안 그 확언들을 읽어 달라고 요청하라. 아니면, 자신이 그 확언들을 읽고 녹음하여 명상할 때 틀어 두라.

사하스라라 차크라

라야 친타나 명상

1. 편안한 명상 자세로, 가급적 다리를 포개고 앉아서 등을 곧게 편다. 눈을 감고 호흡을 안정시킨다.

2. 마음속으로 다음의 문장들을 하나씩 차례로 자신에게 반복한다.

    "나는 뿌리 차크라의 단단한 물질이 아니다. 나는 천골 차크라의 물로 용해되는 흙을 본다."

    "나는 액체가 아니다. 태양신경총 차크라로 상승하는 에너지를 느낄 때 불 속에서 물이 증발한다."

    "나는 불이 아니다. 에너지가 심장 차크라로 상승할 때 불은 바람에 합쳐진다."

    "나는 기체가 아니다. 에너지가 인후 차크라로 상승할 때 바람은 공간 속에 흩어진다."

    "나는 빈 공간이 아니다. 공은 마음의 산물이다. 나는 미간 차크라에 있는 마음속으로 다시 흡수되어 들어가는 공간을 본다."

    "나는 개별적인 마음으로 된 한정된 의식과 동일시하는 대신에 우주 그 자체와 동일시한다. 내 마음은 우주적 의식으로부터 나왔다. 나는 정수리 차크라에 있는 우주적 의식 속으로 다시 흡수되어 들어가는 마음을 본다."

3. 매일 20분간 명상하고 총 45분간 수행할 수 있을 때까지 한다. 수행을 반복하면서 삶의 모든 부분과 형태가 서로 연결되어 있다는 것이 어떻게 경험되는지 관찰하라.

"물속의 거품처럼 세상이 생겨나서 존재하고 지고의 참자아 속으로 용해된다.
이 참자아는 물질의 원인이고 모든 것의 받침대다."
샹카라차리야(Shankaracharya)의 『아트마보다 Atma-Bodha』, 제8송

만트라 명상
연꽃 속의 보석

각 차크라는 관련된 소리를 하나씩 가지고 있다. 한 단어(종자)나 단어 조합인 그 소리는 자신의 에너지를 구체화한 것이다. '옴 마니 파드메 훔(OM MANI PADME HUM)'이 정수리 차크라의 신비한 에너지를 가장 잘 나타낸다. 불교 만트라로 가장 널리 사용되는 이 만트라를 사용하기 위해서 스승이나 명상의 대가를 찾아갈 필요도 없고 불교도가 될 필요도 없다.

큰 소리로 또는 침묵으로 이 만트라를 암송하는 것은 우주와 자비롭고 애정 깊은 관계를 맺게 해 주는 강력한 에너지를 청하는 것과 같다. 티베트에서는 이 만트라를 돌에 새기고, 마니차(Manicha, 기도 바퀴)에 조각한다. 심지어는 바람이 이 에너지를 세계로 전달할 수 있도록 하기 위해서 깃발에도 쓴다.

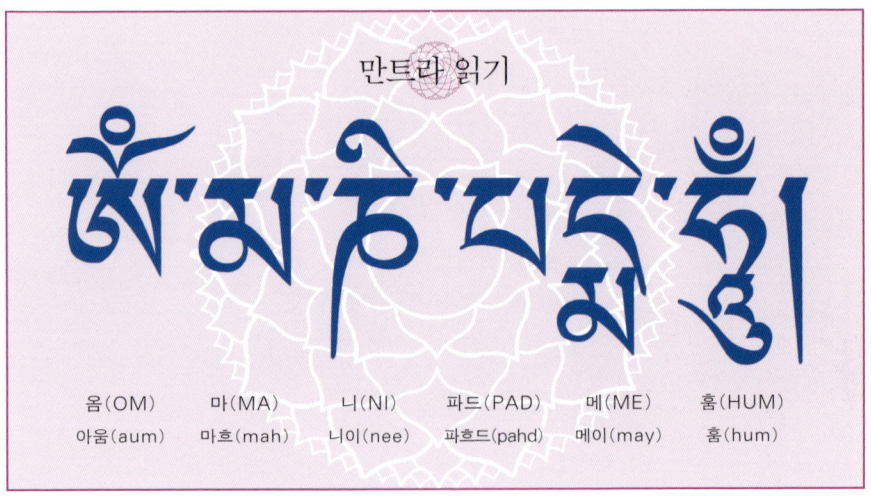

사하스라라 차크라

연꽃 속의 보석 명상

1. 깨끗한 천으로 덮인 낮은 테이블 위에 왼쪽의 만트라를 두고 그 앞에 앉아라. 당신은 그 그림을 편안하게 볼 수 있을 것이다. 명상을 시작하기 전에 안경이나 콘택트렌즈는 모두 벗어라. (만트라 그림이 잘 보이지 않는다면, 만트라를 더 큰 글자로 써라.)

2. 편안한 명상 자세로, 가급적 다리를 포개고 등을 곧게 펴고 앉아라. 호흡이 자연스러워지도록 한다.

3. 만트라를 쳐다보고 한 글자씩 읽어라. '파드메'라는 단어에 도달하면 그것이 '연꽃'이라는 것을 알아차려라. 정수리 센터에 있는 하얗게 빛나는 연꽃으로 심상화하라. 그 꽃은 자신의 무한한 본성을 상징하는 천 개의 꽃잎을 가지고 있다.

4. 만트라를 다시 읽어라. 그리고 이번에는 보석을 뜻하는 '마니'라는 단어에 초점을 맞추어라. 연꽃에 있는 보석처럼 '보다 높은 자아'를 심상화하라.

5. 만트라를 큰 소리로 몇 차례 외워라. 그런 다음 눈을 감고 소리 없이 몇 차례 반복한다.

6. 그러는 동안 희미하게 반짝이는 연꽃에 앉아 있으면서, 정수리에 있는 또 하나의 연꽃에서 뻗어 나오는 찬란한 빛으로 자신을 심상화하라. 이 꽃으로 의식을 가져가라.

7. 20분간 또는 그보다 오래 몸의 모든 세포로부터 빛나는 광휘를 심상화하면서, 마음속으로 만트라를 계속 반복한다. 만트라가 당신의 존재 전체를 해방시켜 주는 것처럼 느껴라. 그런 다음 몇 차례 깊게 호흡하고 천천히 눈을 뜬다.

더 나아가기

지속적으로 이 명상을 수행하면 감각이 확장되고, 모든 존재들뿐만 아니라 자신을 향한 연민 어린 사랑, 즉 자애의 감정이 증가할 것이다. 옴 마니 파드메 훔은 당신을 자유롭게 해 주고, 그 결과 당신 역시 다른 존재들이 자유로워질 수 있도록 돕게 될 것이다.

요가 니드라
우주적인 잠

요가 니드라(Yoga Nidra, 요가적인 잠)는 깨어 있을 때와 잠들었을 때 사이로 의식을 유도한다. 몸이 더 깊은 인식의 단계를 경험하게 해 주고 마음을 자기 암시에 민감하게 만든다. 20~40분간 명상할 것이므로 정신을 산란하게 하지 않는 방에 들어가 빛을 줄여라. 누군가에게 지시 사항들을 천천히 끝까지 읽어 달라고 부탁하거나, 아니면 자신이 읽고 녹음해서 명상할 때 틀어 두라.

요가 니드라 명상

1. 등을 대고 누워서 살짝 눈을 감아라. 손바닥을 위로 향하게 하여 팔을 바닥에 놓고, 양발을 각기 양옆으로 이완시킨다. 자신에게 다음과 같은 맹세를 하라. "나는 잠들지 않을 것이다. 나는 깨어 있을 것이다."

2. 당신의 미래가 어느 쪽으로 가기를 바라는지 생각해 보라. 예를 들자면, 자신감을 높이고 싶은가? 짧고 명확하게 이러한 목표들에 대한 긍정적인 결심을 표현하라.
   "맡게 되는 모든 일에서 나는 성공할 것이다."
   "나는 완전한 건강을 성취할 것이다."
   "나는 나의 영적 잠재력을 깨울 것이다."

3. 몇 차례 심호흡을 하라. 숨을 들이쉴 때 몸 전체로 퍼져 나가는 고요를 느껴라. 숨을 내쉴 때 긴장이 흘러 나가는 것을 느껴라. 특히, 배꼽과 인후 사이에서 움직이는 호흡을 알아차려라. 결심을 마음속으로 의미심장하게 세 번 반복하라.

"참자아는 귀의 귀이고 마음의 마음이고 말의 말이고 생기의 생기이고 눈의 눈이다.
감각 기관들로부터 분리되고, 세속을 포기한 현명한 자는 불사를 획득한다."
『케나 우파니샤드 Kena Upanishad』, 1. 2

사하스라라 차크라

4. 신체의 각 부위로 주의의 초점을 보낼 것이다. 방심하지 않는 상태를 유지하되, 집중하려 노력하지는 마라. 몸의 오른쪽에서 시작한다. 엄지손가락, 집게손가락, 가운뎃손가락, 약손가락, 새끼손가락, 손바닥, 손등, 손목, 팔, 팔꿈치, 어깨, 겨드랑이, 허리, 엉덩이, 허벅지, 무릎뼈, 종아리 근육, 발목, 발꿈치, 발바닥, 발등, 발가락. 그런 다음, 주의의 초점을 몸의 왼쪽에 맞추어 반복하라.

5. 의식을 등으로 가져온다. 어깨뼈, 엉덩이, 척주. 그런 다음, 한번에 몸의 뒷면 전체에 초점을 맞춘다.

6. 머리를 자각하라. 이마, 관자놀이, 눈썹, 눈꺼풀, 눈, 귀, 뺨, 코, 코끝, 입술, 턱, 인후.

7. 가슴, 배꼽, 복부에 초점을 맞춘다. 그런 다음, 몸의 앞면 전체에 초점을 맞춘다. 잠을 물리치기 위해서 "나는 깨어 있다. 나는 요가 니드라를 수행하고 있다."라고 반복하라.

8. 콧구멍으로 들어와서 인후로 내려가 기관지와 폐에 이르는 호흡을 자각하라. 그런 다음 몸에서 떠나는 호흡을 지켜본다. 이것으로 육체적인 이완이 완성된다.

9. 감정을 이완한다. 과거의 강렬한 느낌을 상기하라. 그것들을 다시 체험하려 한 다음, 놓아 주라.

10. 가볍다는 감각을 느껴라. 마치 몸이 솜으로 만들어져서 떠다니는 것처럼. 그런 다음, 마치 몸이 납으로 만들어진 듯한 무거움을 느껴라.

11. 내면의 의식을 지켜보라. 정수리 차크라에 초점을 맞출 때 2단계에서 선택한 결심을 반복하라. 눈을 뜨고 스트레칭을 한 다음, 일어난다.

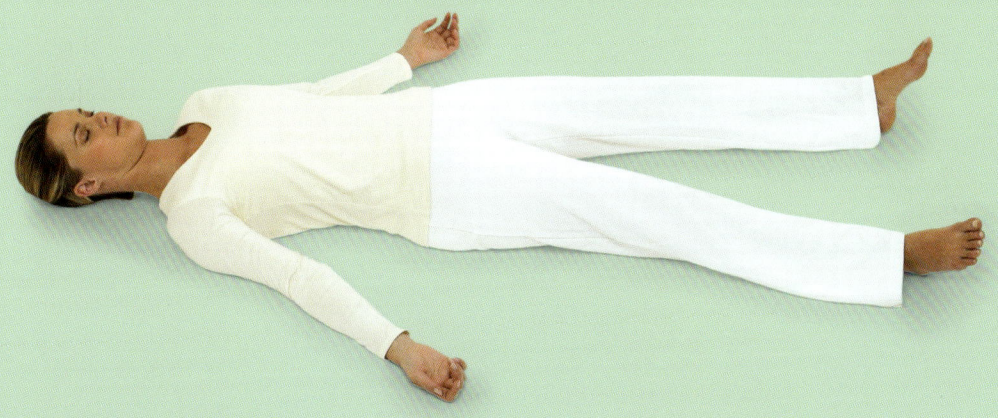

빛 심상화
빛 자각하기

사하스라라 차크라는 모든 색을 동시에 내뿜는다. 이 때문에 정수리 차크라는 흰 빛으로 나타난다. 사하스라라 차크라는 모든 감각을 융해시키는데, 이로써 무한과의 영적인 연결이 발생한다. 오른쪽의 '신성한 빛 명상'의 목표는 마음의 눈으로, 당신에게로 쏟아져 내리는 흰색의 밝은 빛을 보기 위해 모든 상상력을 사용하는 것이다.

명상하는 동안 완전히 집중해서 아침 햇살에 천천히 깨어나는 꽃처럼 이 차크라의 '천 개의 꽃잎'이 피어나는 것을 심상화한다. 신성한 빛이 꽃잎들 사이에서 쏟아져 나올 때, 몸 전체로 막힘없이 흘러내릴 것이다. 이 명상은 혼자서 또는 여럿이서 수행할 수 있다.

다른 사람을 위한 길 밝히기

당신이 아는 누군가가 감정적인 지지나 치유와 같은 도움이 필요한 상황이라면, 이 명상을 하는 동안 자신보다는 그 사람이 빛으로 목욕하는 것을 심상화하라. 그의 정수리로 들어와서 회전하며 아래로 내려가는 빛을 보고 그의 이름을 사용해서 다음과 같은 확언을 하라.
"○○○는 신성한 빛으로 둘러싸여 보호받고 있다."
"이 빛은 그의 존재 전체를 지탱해 주고 풍요롭게 한다."
"○○○는 영원히 빛 속에서 걷고 있다."
"○○○는 신성한 빛에 조율됨으로써 더 강해진다."
이런 식으로 사랑하는 사람이나 친구 또는 동료를 신성하게 한 후에, 빛을 나눌 수 있음을 감사하라. 몇 차례 심호흡을 하고서, 준비가 되었을 때 눈을 뜨고 천천히 일어난다.

"정수리에 있는 영적인 빛에 완전히 집중하면 깨달은 존재들을 보게 된다."
파탄잘리, 『요가수트라』, 3. 32

신성한 빛 명상

1. 편안한 명상 자세로, 가급적 다리를 포개고 등을 펴서 앉아라. 집단으로 명상한다면 원을 이루어 앉는다.

2. 양 손바닥을 위로 향하게 하고 왼손을 오른손 위로 겹쳐서 넓적다리 위에 놓는다. 이 손 자세는 에너지를 받기 위한 무드라다. 눈을 감고서 천천히 호흡을 고르라.

3. 정수리에 있는 무수한 꽃잎을 가진 연꽃을 심상화하라. 꽃잎들이 서서히 피어나 강렬한 빛에 드러나는 것을 상상하라. 이 빛이 흘러 내려서, 정수리 차크라를 통해 당신 속으로 들어가게 하라. 아래의 확언들 중 하나를 선택하거나, 아니면 당신에게 더 의미 있는 말을 찾으라. 혼자 있다면 그 확언을 조용히 말하라. 여럿이 있다면 조화 속에서 그것을 크게 외치고 싶을 수도 있다.
"나는 신성한 빛에 둘러싸여 보호받고 있다."
"이 빛은 나의 존재 전체를 지탱해 주고 풍요롭게 한다."
"나는 영원히 빛 속에서 걷고 있다."
"나는 신성한 빛에 조율됨으로써 더 강해진다."

4. 나선형을 그리며 몸 아래로 내려가는 빛을 느껴라. 따뜻한 빛이 존재 전체에 흠뻑 스며들 때 그 빛을 즐겨라. 하나하나의 세포 속으로 빛과 영감이 스며들고, 의식의 모든 부분이 빛나게 하라.

5. 빛을 볼 뿐만 아니라 듣고 냄새 맡고 맛보고 만지기 위해서 빛의 강렬함에 감각들을 집중하라. 이 빛을 더 높은 자아의 현현으로 생각하라. 이 자아는 이해를 넘어서 존재하는 평화를 나타낸다.

6. 자신이 빛을 위한 순수한 통로인 것처럼 느껴라. 자신이 그 빛과 하나가 되게 하라. 하나된 상태에서 직관적인 생각과 영감들이 의식으로 들어올지도 모른다. 이러한 인도에 감사하라.

7. 15~20분 명상한 후에 몇 차례 깊게 호흡하고 눈을 뜬다.

사하스라라 에너지와 함께하기

보완대체요법들에서 추려낸 아래의 방법들은 정수리 차크라에 관한 명상에 도움이 될 것이다. 연꽃 에센스와 라벤더는 사하스라라 에너지를 균형 잡고 강화하는 데 특히 좋다. 임신 중이거나 질병을 앓고 있다면 에센셜 오일을 사용하거나 식단을 바꾸기 전에 의사와 상담하라.

플라워 에센스

명상하기 전에 에센스 4방울을 혀 아래에 떨어뜨려 두거나 물에 타서 마셔라.
• **치커리**는 생명이 하나이며 서로 연결되어 있다는 감각을 서서히 불어넣어 준다. • **목련**은 자신감을 주어서 삶을 최고의 이상에 맞추어 조절할 수 있게 해 준다. • **연꽃**은 정수리 차크라를 열어서 우주의 진리들을 얻는 데 도움을 준다. 7방울 사용하라. • **야생 당근**은 보다 높은 의식으로 변화되도록 돕는다.

에센셜 오일

명상 전 목욕을 할 때 사용하라. 1티스푼의 당근씨 오일에 3~5방울의 에센셜 오일을 섞어서 욕조를 채울 때 흐르는 물에 부어라.
• **브라미 아유르베다 오일**은 마음을 차분하게 가라앉히고 생기를 되찾게 한다. 정수리 차크라의 에너지 흐름을 향상시킨다. • **유향**은 사하스라라 차크라와 물라다라 차크라를 연결시켜서 물질적 층위와 영적 층위 양자에서 공명하도록 돕는다. • **라벤더**는 평온해져서 더 깊은 명상 상태에 도달할 수 있도록 한다. 영성을 일상생활로 가져와 통합하게끔 도와준다. • **히나 아유르베다 오일**은 몸과 마음이 튼튼해지도록 온기를 주고, 활기를 되찾아 준다. 정신을 명료하게 하고, 심

"다른 모든 것 위에 빛나는 천 개의 꽃잎을 가진 연꽃이 있다. 이것은 신체로 된 이 소우주 바깥에 있고 구원을 주는 자다."
『쉬바 상히타 Shive Samhita』, 5. 151

령 에너지의 속성을 잘 알아낼 수 있게 돕는다. •**감송**은 물질계 너머에 있는 영원한 자신과 연결되도록 도움을 준다. 인도인들은 감송 오일을 성유로 바른다. •**제비꽃잎 앱솔루트**는 상위 의식 영역, 즉 영적 의식의 영역으로 에너지를 쉽게 전환시킨다. •**네롤리**는 직관력을 높여 주고 최상의 영감을 떠올리게 해 준다. 이 오일은 사하스라라 에너지를 정화하는 데 도움을 준다.

수정, 보석, 원석

명상 전에 장신구로 착용하거나, 차크라 가까이에 두라. 그냥 손에 쥐고 있어도 좋다.

•**자수정**은 영성과 지혜를 각성시킨다. 강력한 효과를 위해 이 보석에 라벤더 오일 1~2방울을 발라라. •**분홍색 방해석(方解石)**은 영적인 증폭기 역할을 한다. 희망을 상징한다. •**황수정**은 한 줄기 금빛 희망처럼 힘을 돋워 준다. 보다 높은 자아에 주파수를 맞추고 풍요를 끌어당기기 위해서 백단 오일 1~2방울을 발라 주라.

향

•**백단**은 보다 높은 의식 상태로 이끌어 준다. •**향나무**는 마음을 맑게 하고, 기운을 북돋는다. 정수리 차크라와 뿌리 차크라를 연결시키기 위해서 (살비아 오피시날리스 잎을 증류하여 만든) 세이지 오일 1방울을 넣어라. •**유향 수지**는 신성과 연결되는 능력을 높여 준다. 보호해 주는 속성을 지니고 있다. 숯불 위에 올려놓고 피워라. •**몰약 수지**는 기도와 명상을 심화시켜 주고, 더 깊은 영적 연결들을 향하도록 돕는다. 숯불 위에 올려놓고 피워라. •**코팔 수지**는 자신을 보호해 주고, 영성이 더 깊어지도록 촉진한다. 숯불 위에 올려놓고 피워라.

음식

사하스라라 차크라와 함께할 때는 순수하고 가벼운 채식을 하는 것이 가장 좋다.

사하스라라 에너지를 위한 요가 아사나

시르샤사나(Sirshasana, 물구나무서기)는 흔히 하타 요가의 정수로 여겨진다. 이 자세는 정수리에 있는 사하스라라 에너지 센터를 활성화시켜 통찰력과 직관력의 명료성을 높여 준다.

충분히 준비가 되었다고 느껴질 때, 156~157쪽의 반물구나무서기 자세에서 시작해 아래의 완전한 물구나무서기 자세까지 해 보라. 머리나 어깨에는 조금의 체중도 결코 실려서는 안 된다는 점을 명심하라.

시르샤사나 : 물구나무서기 자세

1단계

무릎을 꿇고 발꿈치 위에 앉아서 양쪽 팔꿈치를 각각 반대쪽 손으로 움켜쥔다. 그런 다음, 바닥에 팔을 놓고 양쪽 팔꿈치에서 손을 푼다. 그리고 양손으로 깍지를 껴서 양쪽 팔꿈치와 깍지 낀 손으로 삼각대를 만들어라.

2단계

뒤통수가 깍지 낀 손에 밀착되도록 머리를 바닥에 놓는다. 천천히 무릎을 편 다음, 머리 위쪽의 일직선상에 엉덩이가 올 때까지 앞으로 걸어가라. 이 상태가 충분히 편안하게 느껴질 때만 3단계로 넘어간다.

3단계

엉덩이가 낮아지지 않게 유지하면서 무릎을 굽힌 다음, 발을 엉덩이 쪽으로 들어 올린다. 이때 무릎은 굽힌 상태를 유지한다. 점프하거나 빨리 움직이지 말고, 천천히 자세를 잡아라.

4단계

무릎을 굽힌 상태를 유지하면서 천천히 천장 쪽으로 들어 올린다.

5단계

서서히 무릎을 곧게 쭉 펴면서 몸 전체가 일직선이 될 때까지 발을 위로 들어 올린다. 처음에는 30초 동안 자세를 유지하고, 3분이 될 때까지 서서히 시간을 늘려 나간다. 이 자세를 유지하는 동안 양쪽 팔꿈치에 체중이 균등하게 실리도록 한다. 깊게 호흡하며 정수리 차크라로 의식을 가져가야 한다는 점을 명심하라. 천천히 내려와서 머리를 바닥에 대고 3분간 휴식한다. 지금 고요함이 얼마나 느껴지는지 주목하라.

차크라의 힘   CHAKRA MEDITATION

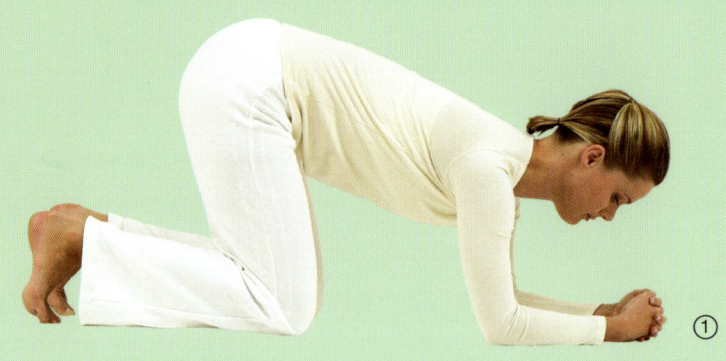

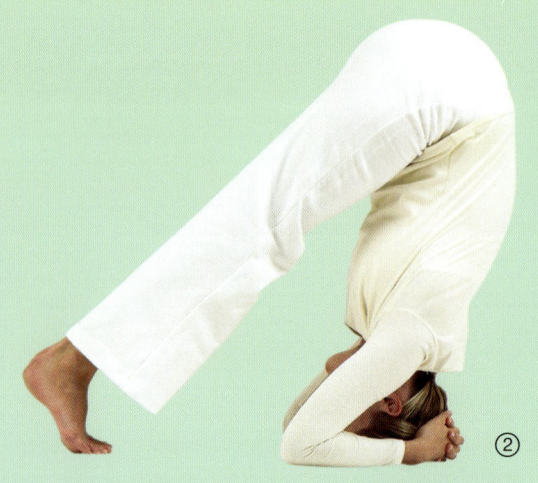

사하스라라 차크라

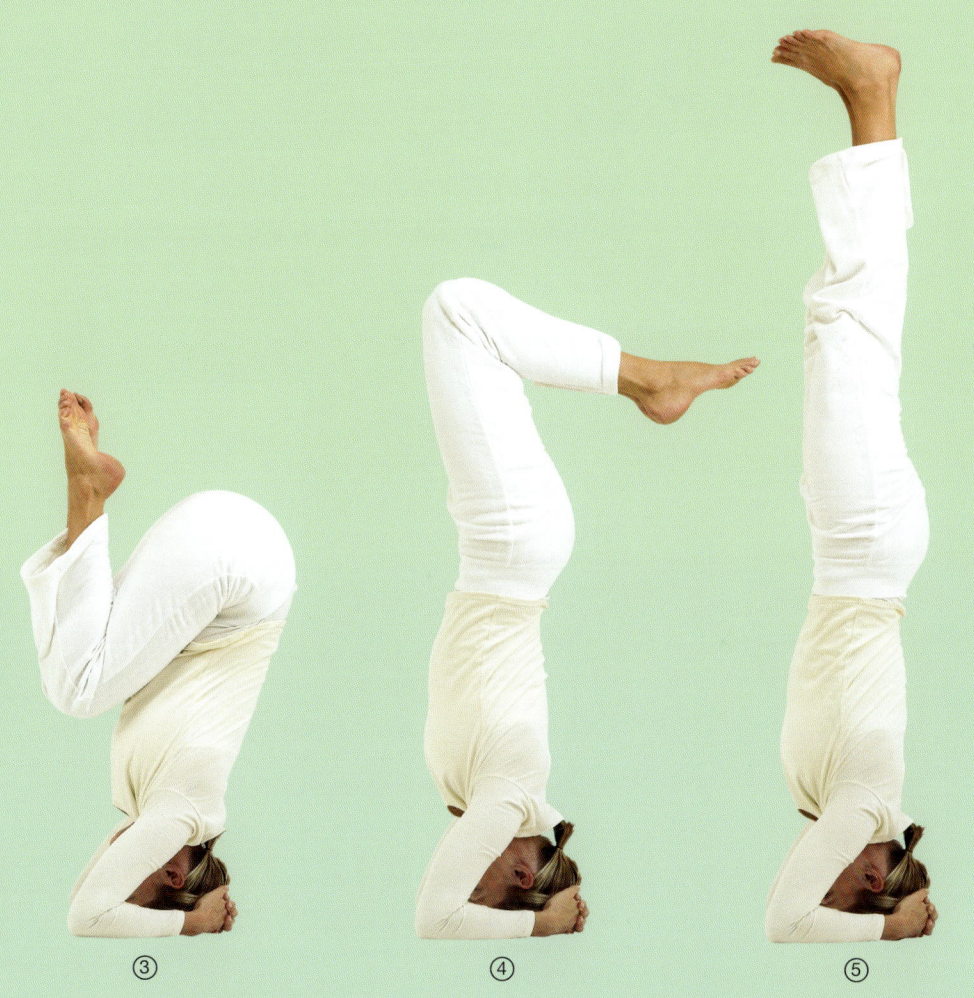

용어 풀이

갸나(Jnana)	지혜. 지식.
나디(Nadi)	도관(導管), 통로. 아스트랄 신체 내에서 신경, 심령적 에너지가 흐르는 통로. 침술의 경락과 같음.
루드라 그란티(Rudra Granthi)	수슘나의 셋째이자 마지막 심령 에너지 결절. 쿤달리니가 사하스라라로 상승하는 것을 막음. 아즈나 차크라에 위치함.
마노마야 코샤(Manomaya Kosha)	아스트랄 신체의 정신/감정 또는 하위의 마음으로 이루어진 겹. 신체의 다섯 겹 중 하나.
마니푸라(Manipura)	배꼽 중앙에 위치한 셋째 차크라.
마우나(Mouna)	영적 수행으로서의 침묵.
만트라(Mantra)	단어나 단어들의 조합으로 된 신성한 음절. 주문, 찬가 또는 기도문.
무드라(Mudra)	① 결인. ② 프라나(위로 움직이는 생기)와 아파나(아래로 움직이는 생기)의 결합을 봉하기 위해 수행하는 하타 요가의 기법. ③ 상징적인 손 동작.
물라다라(Muladhara)	척주의 기저에 위치한 첫째 차크라. 맨 아래 심령 에너지 센터.
물라 반다(Mula Bandha)	항문 잠금. 하타 요가에서 사용하는 세 가지 주요 반다 중 하나.(나머지 둘은 잘란다라Jalandhara, 웃디야나Uddyana)
반다(Bandha)	① 잠금. ② 특정한 호흡 수행을 하는 동안 요가 수행자들이 사용하는 근육 잠금. 프라나를 국부적으로 멈추는 것과 연관되어 있음.
브라마 그란티(Brahma Granthi)	수슘나의 첫째 심령 에너지 결절. 쿤달리니가 사하스라라로 상승하는 것을 막음. 물라다라 차크라에 위치함.
비갸나마야 코샤(Vijnanamaya Kosha)	아스트랄 신체의 지성 또는 상위의 마음으로 이루어진 겹. 신체 다섯 겹 중 하나.
비슈누 그란티(Vishnu Granthi)	수슘나의 둘째 심령 에너지 결절. 쿤달리니가 사하스라라로 상승하는 것을 막음. 아나하타 차크라에 위치함.

비슛다(Vishuddha)	인후에 위치한 다섯째 차크라.
비자(Bija)	① 종자, 씨앗 또는 근원. ② 비자 만트라의 준말. 비자 만트라는 랑(LAM), 방(VAM), 랑(RAM), 양(YAM), 항(HAM)이 있음.
사하스라라(Sahasrara)	정수리에 위치한 일곱째 차크라. 천 개의 꽃잎으로 된 연꽃. 가장 높은 심령 센터.
샥티(Shakti)	① 힘, 에너지, 여신. 창조인 쉬바에 내재함. 창조를 일으켜 나가는 동적인 원리. ② 아스트랄 신체 내에서 아래로 움직이는 에너지.
수슘나(Sushumna)	물라다라 차크라에서부터 정수리의 사하스라라 차크라까지 관통하여 흐르는 중앙 나디, 아스트랄 관(管).
쉬바(Shiva)	① 수동적·남성적 원리. 창조의 과정을 관조하며 지켜보는 정적인 원리. ② 아스트랄 신체 내에서 위로 움직이는 에너지.
스와디스타나(Swadhisthana)	신체의 천골/생식기 부위에 위치한 둘째 차크라.
아나하타(Anahata)	① 가슴의 중앙 부위에 있는 넷째 차크라. ② 신비한, 소리 없는 소리.
아난다마야 코샤(Anandamaya Kosha)	지복으로 이루어진 겹. 원인적 신체. 신체 다섯 겹 중 가장 미세함.
아사나(Asana)	① 요가 자세. ② 명상을 위한 자리 또는 자세.
아즈나(Ajna)	여섯째 차크라. 미간에 위치한 영적 에너지 센터. '제3의 눈.'
아카샤(Akasha)	공(空). 공간. 에테르. 다섯 조대 요소 중 가장 미세한 것.
안나마야 코샤(Annamaya Kosha)	음식으로 이루어진 겹. 육체적, 물질적 신체. 신체 다섯 겹 중 가장 조대함.
얀트라(Yantra)	신비한 도형 또는 기하학적 상징. 우주와 그것의 축소판으로서 인간의 신체 층위와 에너지를 기하학적으로 표현한 도상(圖像). 대개 정사각형, 원형, 삼각형, 중앙의 점으로 구성됨. 우주 창조의 토대와 초월적 실재로 가는 입구를 나타냄.
웃디야나 반다(Uddyana Bandha)	복부 잠금. 하타 요가에서 사용하는 세 가지 주요 반다 중 하나.(나머지 둘은 물라Mula, 잘란다라Jalandhara)
웃자이 호흡(Ujjayi Breath)	인후 차크라와 함께하는 호흡 기법.

이다(Ida)	차가움, 달, 여성적 에너지를 운반하는 왼쪽 나디.
종자 만트라(Seed Mantra)	한 음절의 종자로 된 핵심 만트라. 비자(Bija)도 참조.
차크라들(Chakras)	심령 에너지 센터들. 프라나로 이뤄진 심령 에너지 소용돌이들. 일반적으로 아스트랄 신체의 수슘나에 위치함.
카르마(Karma)	행위. 작용과 반작용의 법칙 또는 원인과 결과.
카르마 요가(Karma Yoga)	에고 없이 봉사하는 길.
코샤(Kosha)	겹. 층. 하타 요가에서는 신체가 다섯 겹으로 이루어져 있다고 여김.
쿤달리니(Kundalini)	잠재적인 심령 에너지. 심리·영성적인 힘. 근본적인 우주적 에너지. '감겨진'이라는 뜻의 산스크리트 단어 쿤달라(Kundala)에서 파생됨.
프라나(Prana)	생기. 생명 유지에 필수적인 에너지, 중국어의 치(Chi: 氣)와 일본어의 키(Ki: 氣)와 같음.
프라나마야 코샤(Pranamaya Kosha)	아스트랄 신체의 생기, 즉 프라나로 이루어진 겹. 신체의 다섯 겹 중 하나.
프라나야마(Pranayama)	호흡 수행법. '프라나의 통제'라는 의미.
핑갈라(Pingala)	따뜻함, 태양, 남성적 에너지를 운반하는 오른쪽 나디.

옮긴이 | 김재민

동국대 인도철학과 대학원에서 요가철학을 전공하여 석·박사 학위를 받았다. 전주대 대체의학대학원·원광대 동양학대학원 강사 등을 역임하였고 동국대학교 불교대학원 융합요가학과 겸임교수로 있으면서 강의하고 있다.

저서로 『요가와 문화』(공저), 『Svara Yoga의 사상과 수행체계 연구』가 있고, 번역서로 『요가, 탄트라 백과사전』, 『스와라 요가』, 『하타 요가 입문』, 『호흡의 힘』, 『아사나 교정·보조 매뉴얼』, 『요가 호흡의 과학』 등이 있다. 논문으로 「고행주의적 힌두 수행전통과 음식의 관계」, 「식이(食餌)체계에 따른 요가 수행자의 심신상관성」, 「요가난다의 크리야 요가에 대한 일고찰」, 「원전에 비추어 본 현대의 요가 치유관」, 「수슘나 나디의 수행적, 세속적 의미」 등이 있다.

차크라의 힘

1판 1쇄 펴냄 2016년 6월 30일
1판 9쇄 펴냄 2025년 9월 19일

지은이 | 스와미 사라다난다
옮긴이 | 김재민
발행인 | 박근섭
책임편집 | 정지영
펴낸곳 | 판미동

출판등록 | 2009. 10. 8 (제2009-000273호)
주소 | 06027 서울 강남구 도산대로 1길 62 강남출판문화센터 5층
전화 | 영업부 515-2000 편집부 3446-8774 팩시밀리 515-2007
홈쪽 | panmidong.minumsa.com

도서 파본 등의 이유로 반송이 필요할 경우에는 구매처에서 교환하시고
출판사 교환이 필요할 경우에는 아래 주소로 반송 사유를 적어 도서와 함께 보내주세요.
06027 서울 강남구 도산대로 1길 62 강남출판문화센터 6층 민음인 마케팅부

ⓒ 판미동 2016. Printed in Seoul, Korea
ISBN 979-11-5888-097-2 13690
판미동은 민음사 출판 그룹의 브랜드입니다.

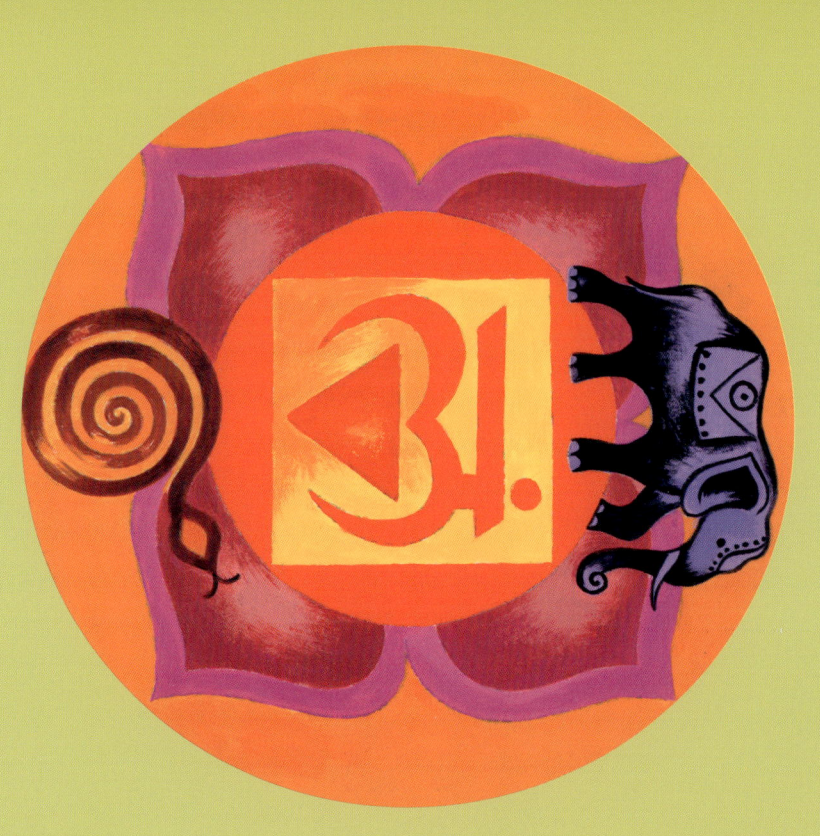
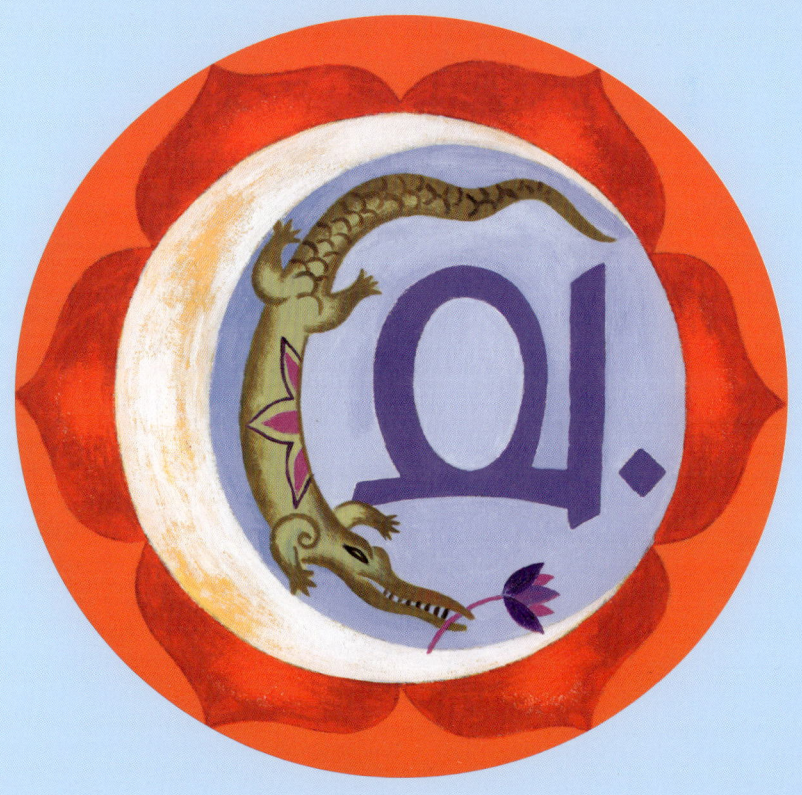

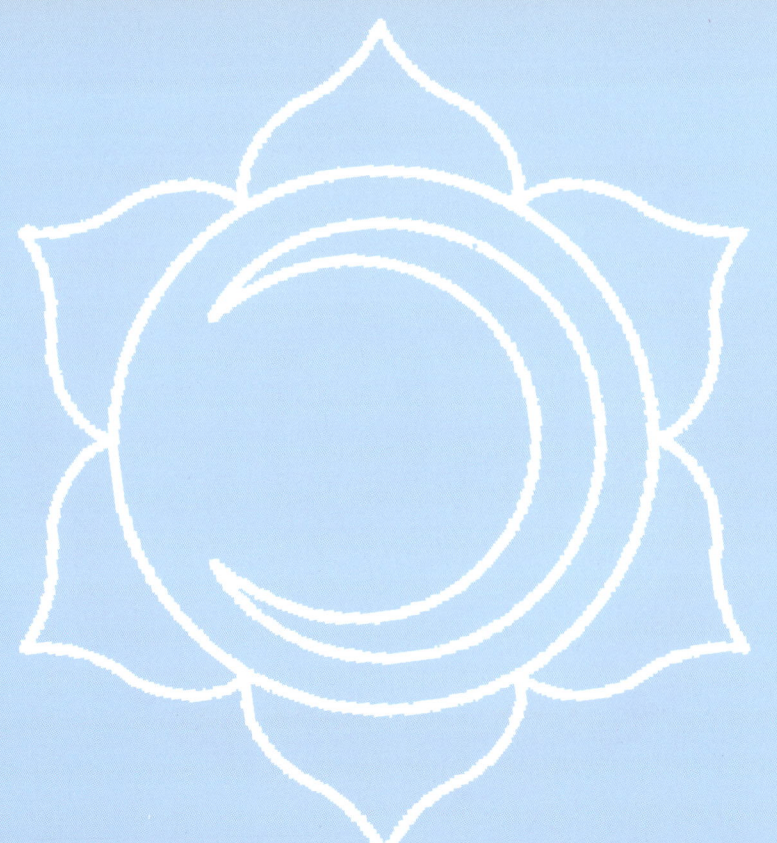

물라다라 차크라

스와디스타나 차크라

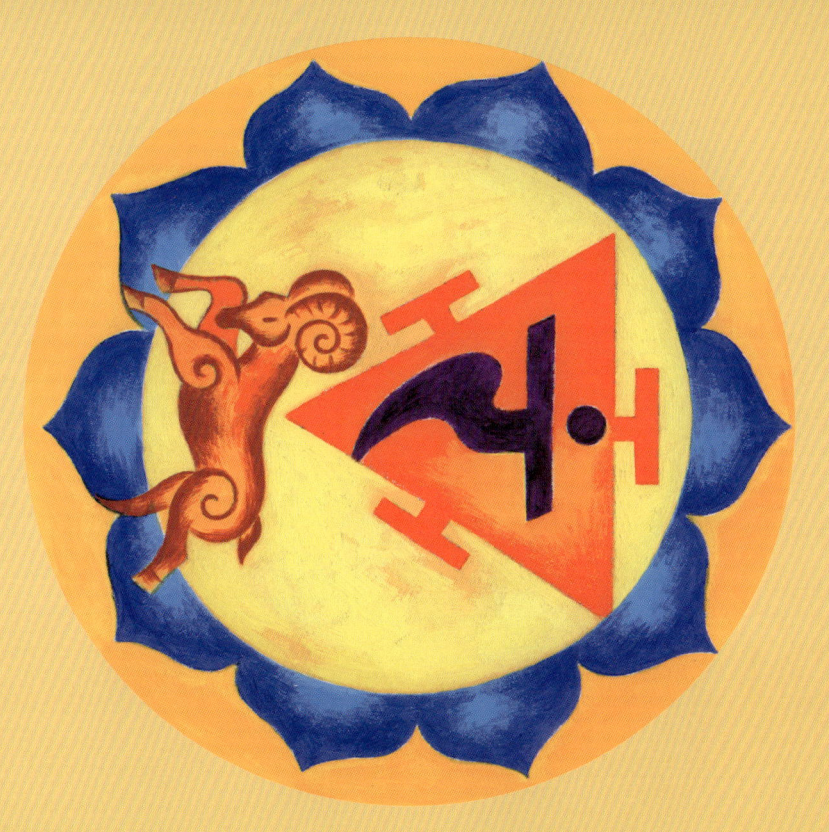
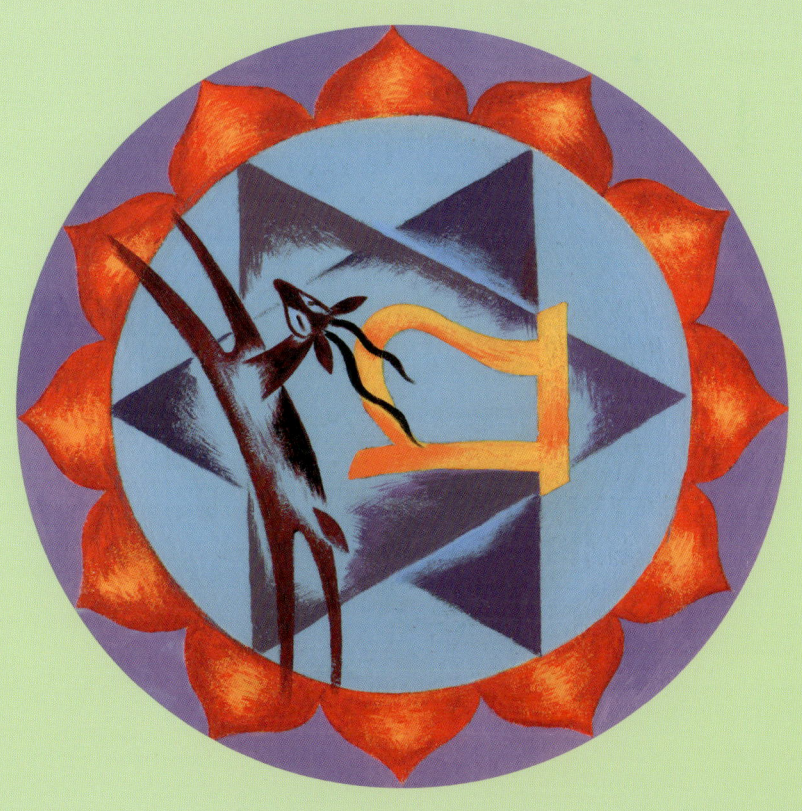

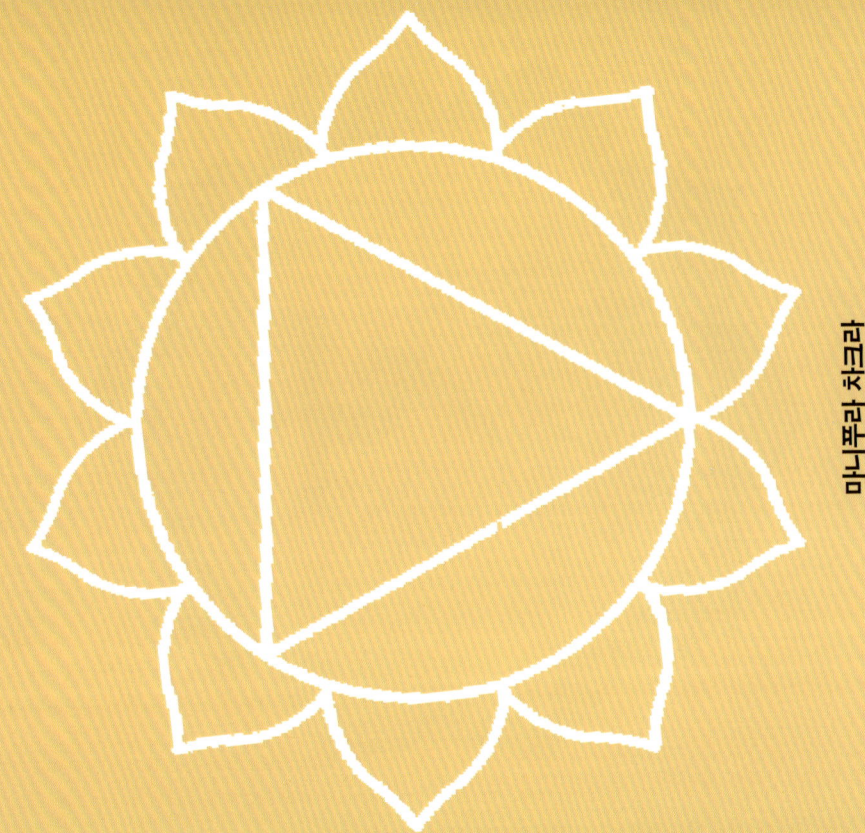

마니푸라 차크라

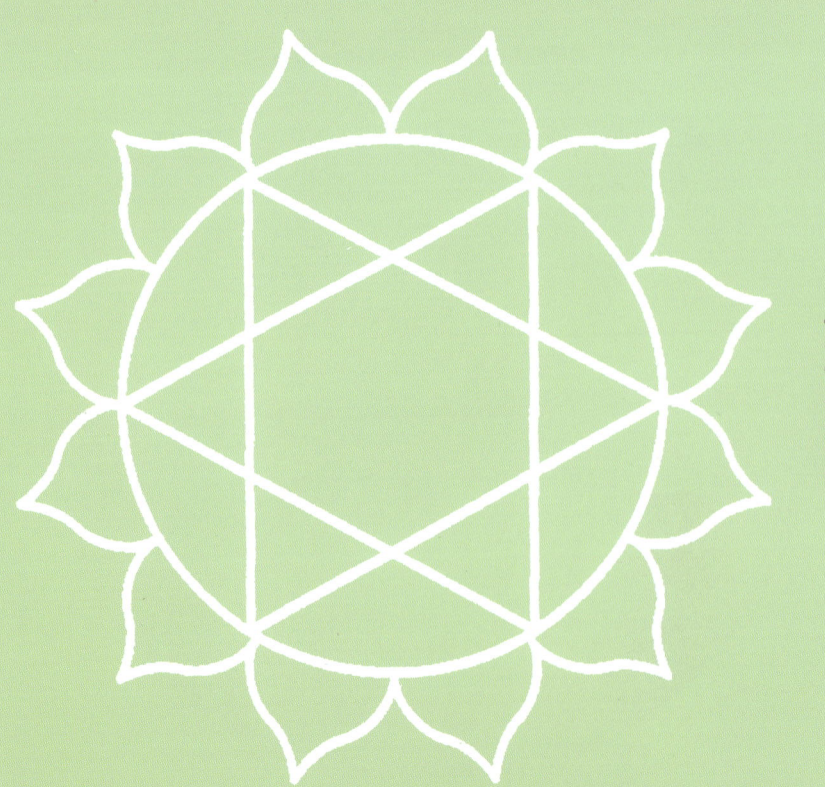

아나하타 차크라

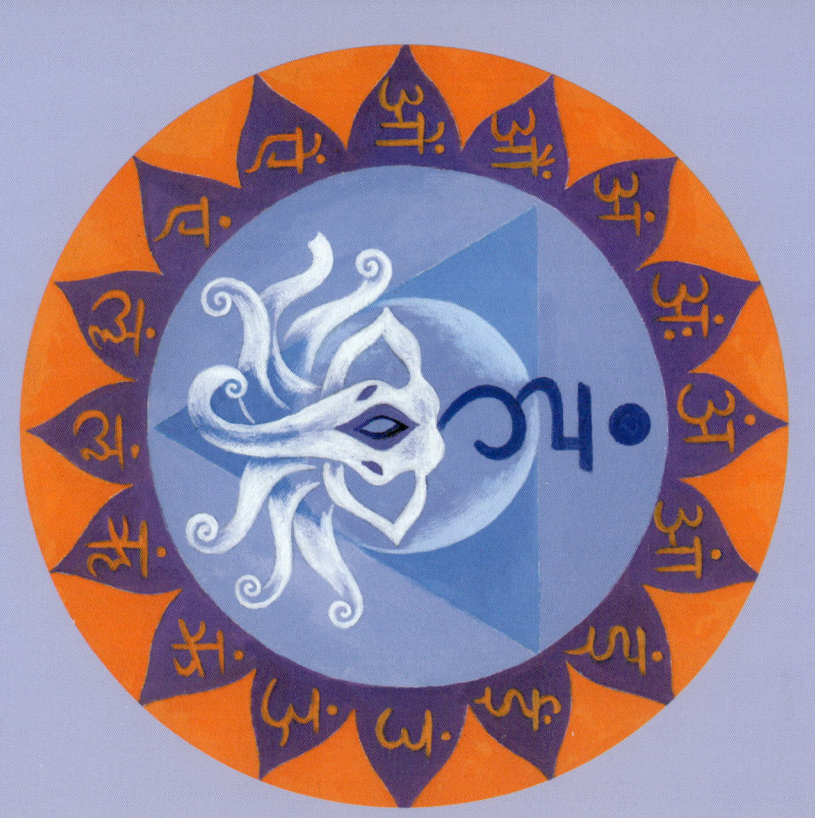
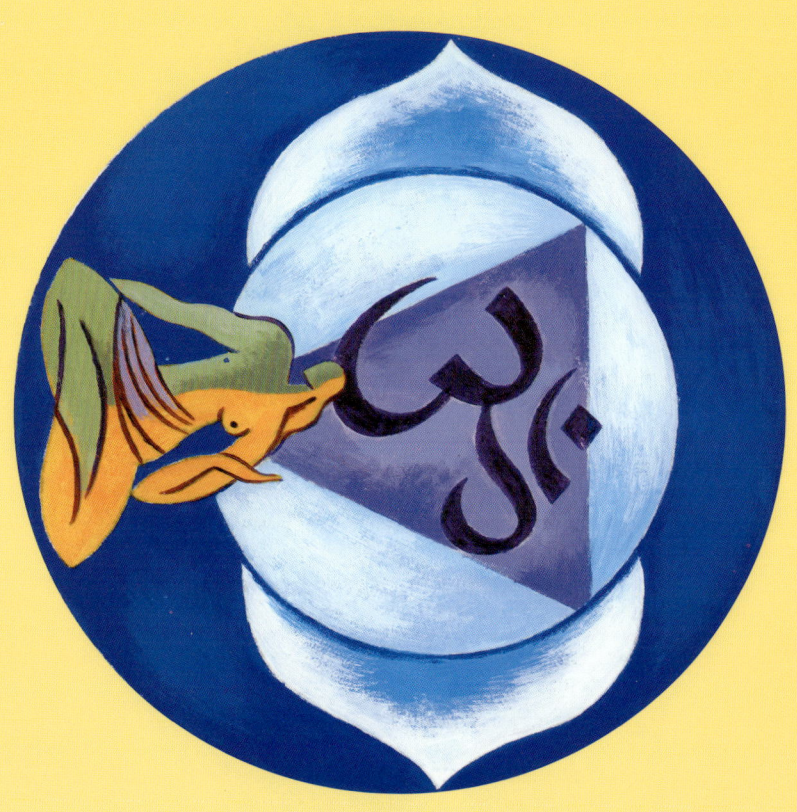

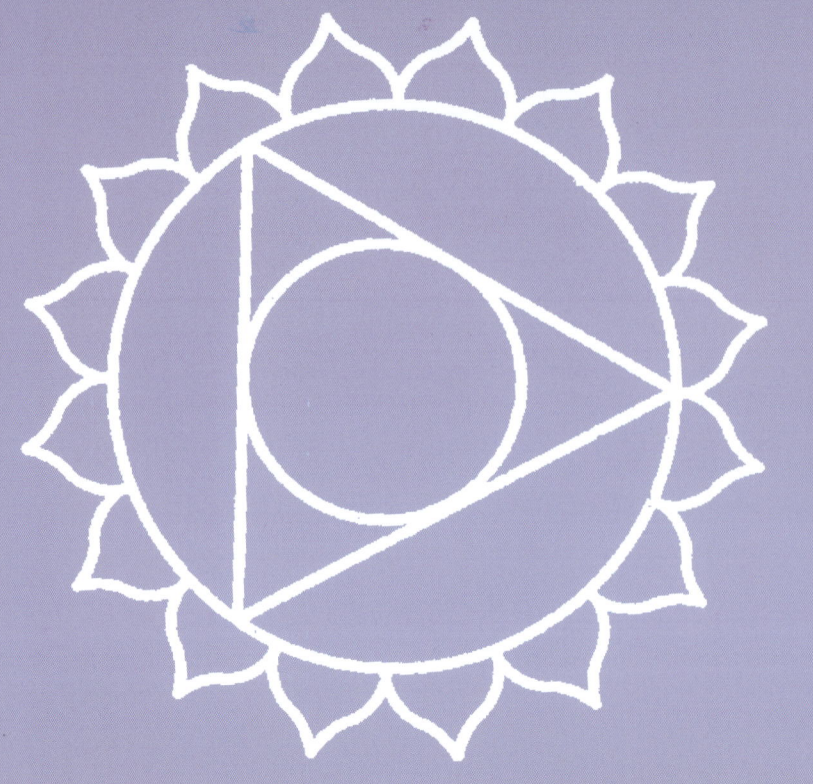

비슏다 차크라

아즈나 차크라

7가지 주요 차크라

- 사하스라라 차크라
- 아즈나 차크라
- 비숟다 차크라
- 아나하타 차크라
- 마니푸라 차크라
- 스와디스타나 차크라
- 물라다라 차크라

사하스라라 차크라